健康ライブラリー　イラスト版

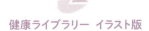

学習障害（LD）がわかる本

気づいて、支えるために

信州大学
学術研究院（教育学系）教授
高橋知音　監修

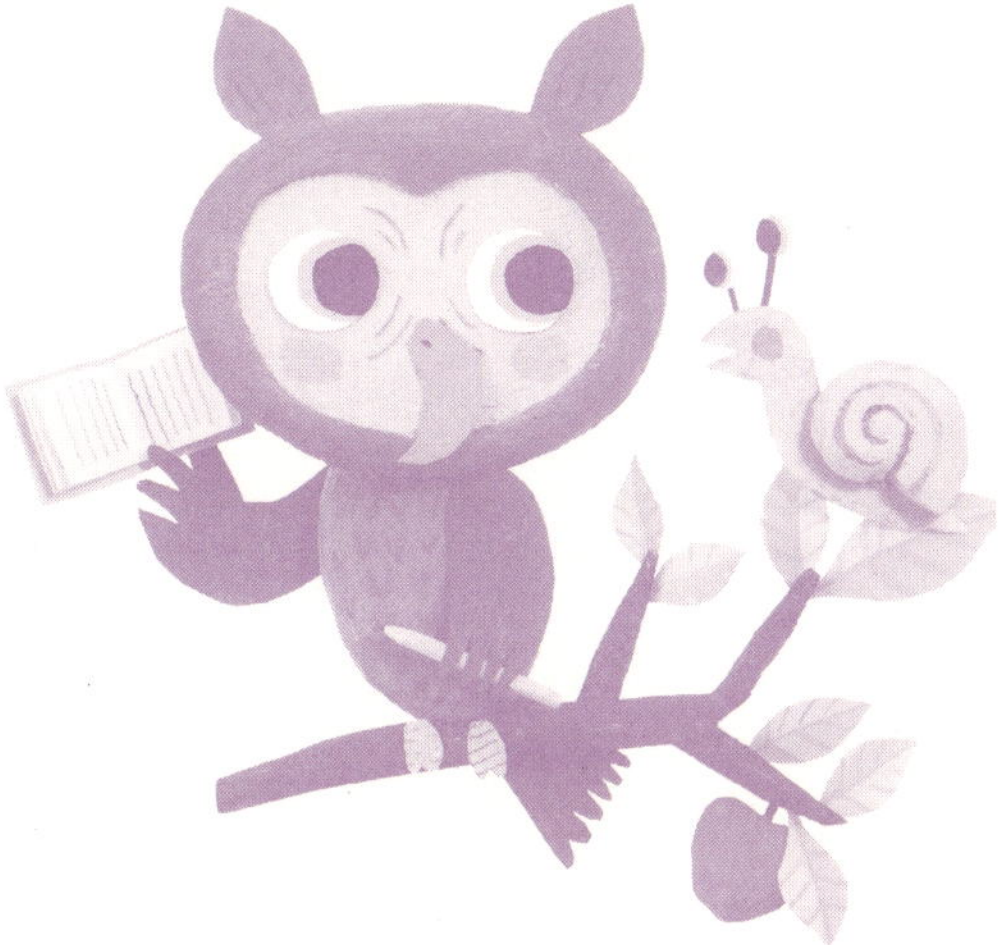

講談社

まえがき

「どうして読めないんだろう?」
「なんで書けないんだろう?」

と、悩んでいる子はたくさんいます。学習障害（LD）とは、発達障害の一つです。読み書きや算数といった、学習の特定の分野で困りごとが起こります。

この背景には、ADHD（注意欠如多動症）やASD（自閉スペクトラム症）と同じように、脳の機能のかたよりによる「特性」が関係しています。特性は生まれながらにもっているものです。ですから、なにか手を打って特性を変える、ということはできません。

しかし、LDの特性による困りごとは、アプローチのしかたで減らすことができます。勉強がうまくいかないのは、その方法が合っていないからです。つまり、自分自身に合った方法がわかれば、その子の学習・生活面の困りごとはずいぶんと減ります。学校生活を楽しむ余裕も増えるでしょう。また、そうやって壁を乗り越えていくうちに、その子も自分自身に自信がもてるようになるはずです。

本書は、LDの基礎知識だけでなく、困りごとに合わせた工夫（アプローチ）も紹介しています。学校で、家庭でできることはいろいろあります。ぜひ、お子さんに合った方法を見つける参考にしていただきたいと思います。

LDは幼児期では気づきにくく、たいていは小学校生活のなかで「みんなと同じようにできない」ということに直面して初めてわかります。

うまくいかない状態が長引くほど、子どもは勉強が嫌になり、ひいては学校に行きたくなくなることもあります。だからこそ、早いうちに気づき、適切な支援につなげることが重要です。「もしかしたら?」と思ったら、本書を手にとっていただけたら幸いです。「できないことには理由がある。その理由を知れば、楽にできる方法を見つけることができる」。そこを知っていただきたいと思います。本書が悩んでいる皆様の力になり、お子さんの可能性を広げる一助となることを願っております。

信州大学 学術研究院（教育学系）教授
高橋 知音

学習障害（LD）がわかる本
気づいて、支えるために

もくじ

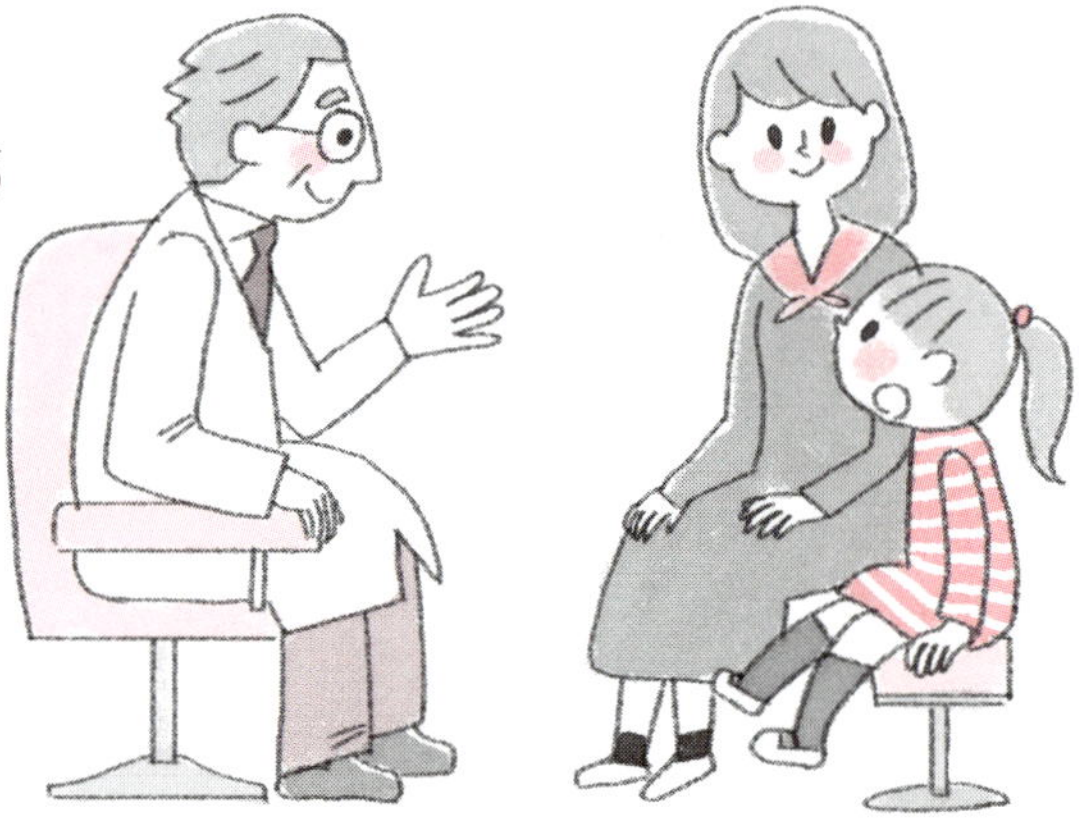

1

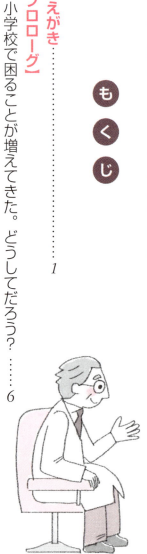

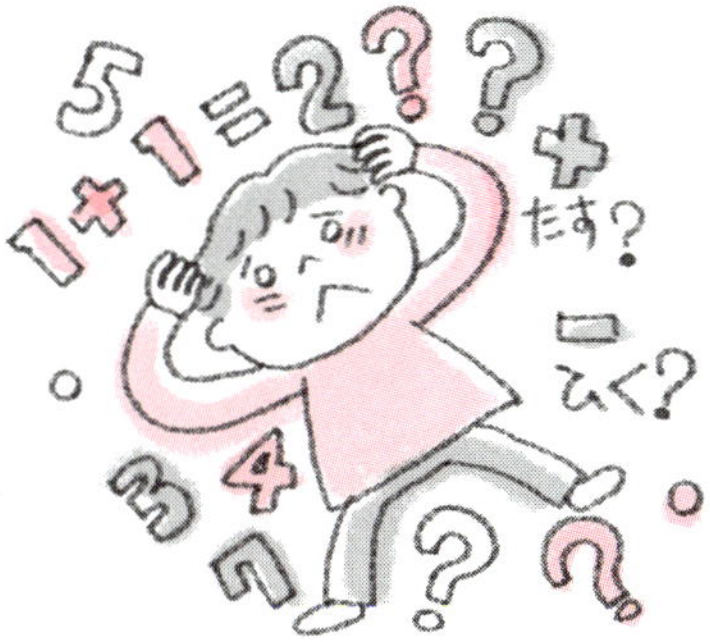

1+1=2??
たす？
ひく？

3 学校ではどんな支援が受けられる？……55

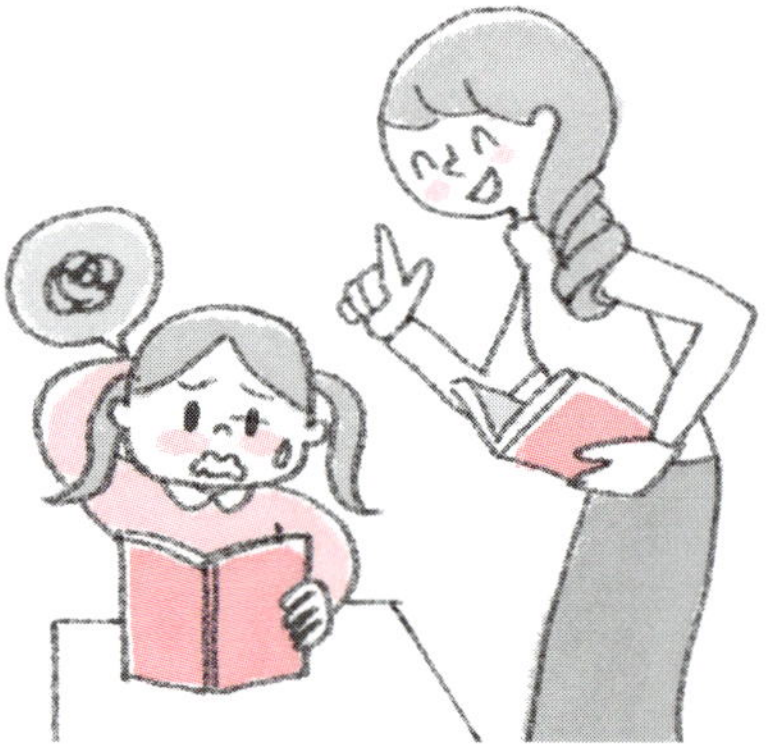

4 学校で学びやすくするには……69

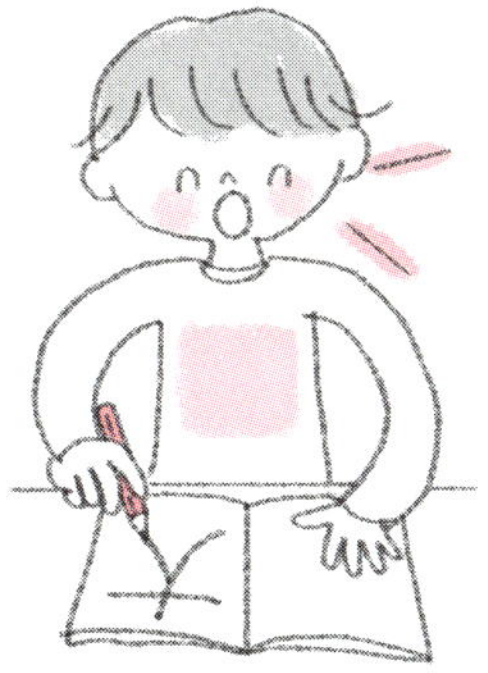

5 家庭で親ができること

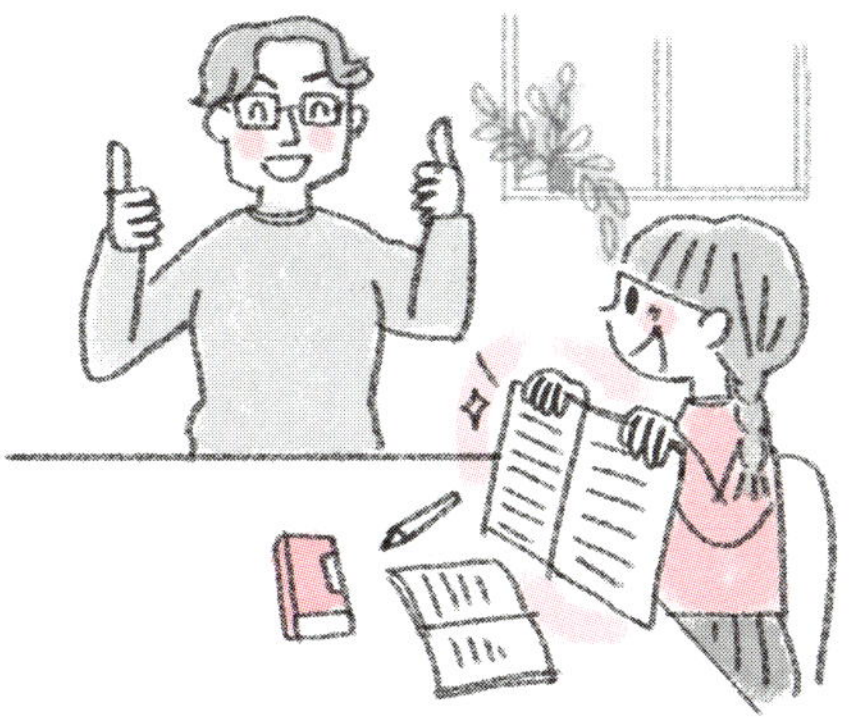

プロローグ

小学校で困ることが増えてきた。どうしてだろう？

学校生活で困る場面が多いのは、ＬＤの特性が背景にあるのかもしれません。

「文字を覚えられない」「読むことが苦手」など、読み書きでの困りごとが多いのは代表的なLDのサインです。

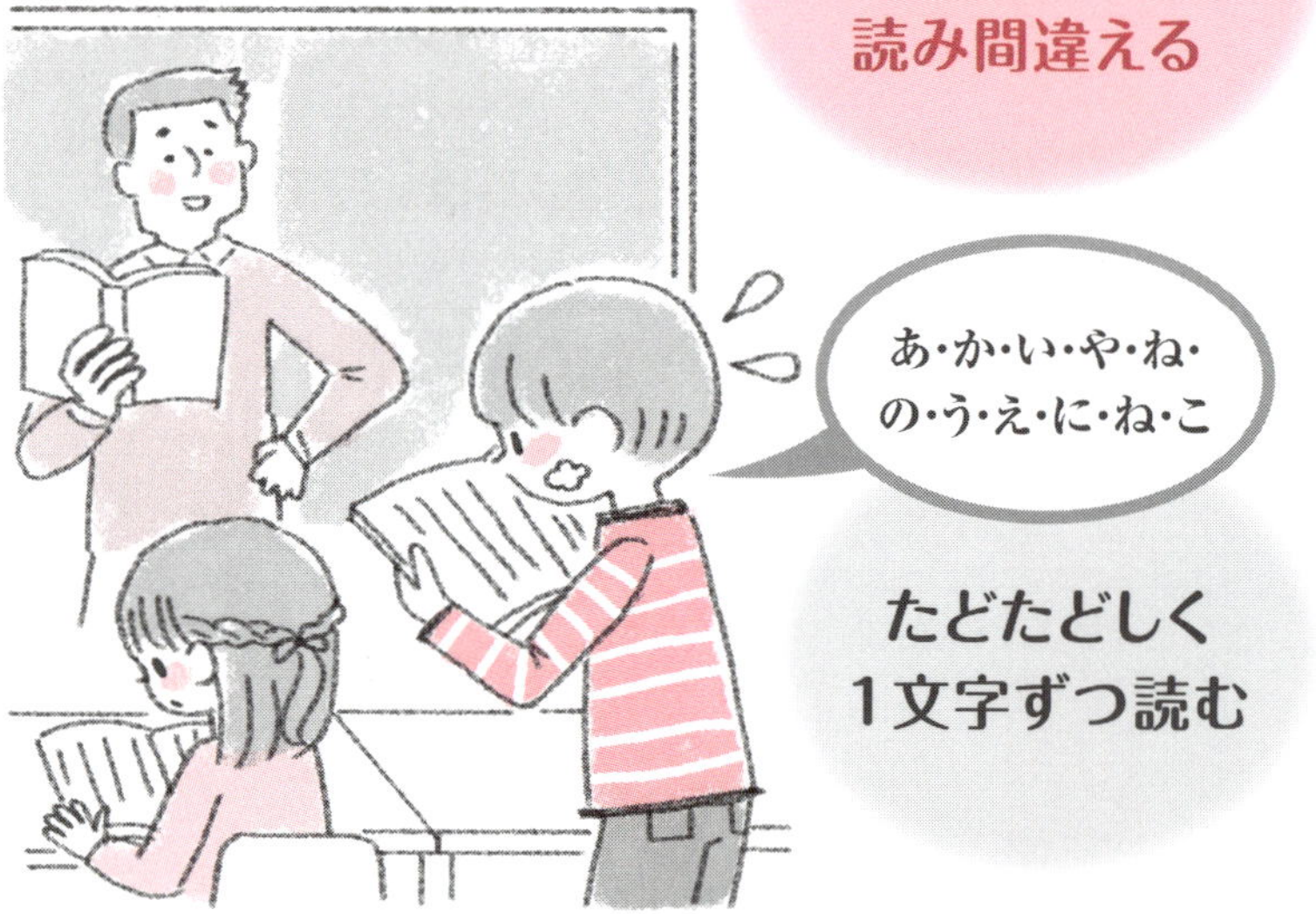

教科書の音読で、よく読み間違える
あ・か・い・や・ね・の・う・え・に・ね・こ
たどたどしく1文字ずつ読む

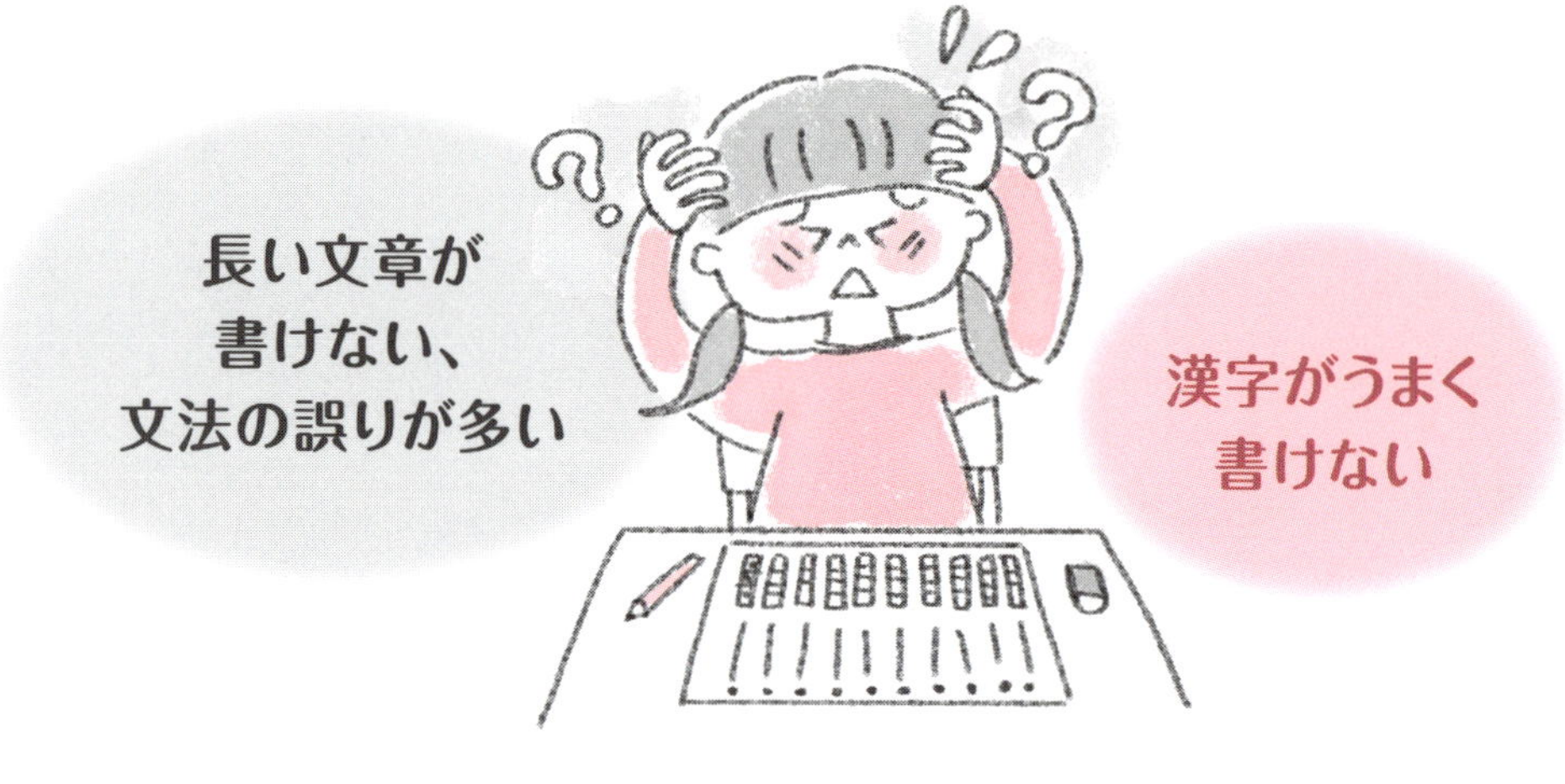

長い文章が書けない、文法の誤りが多い
漢字がうまく書けない

たし算・ひき算など
簡単な計算が
難しい

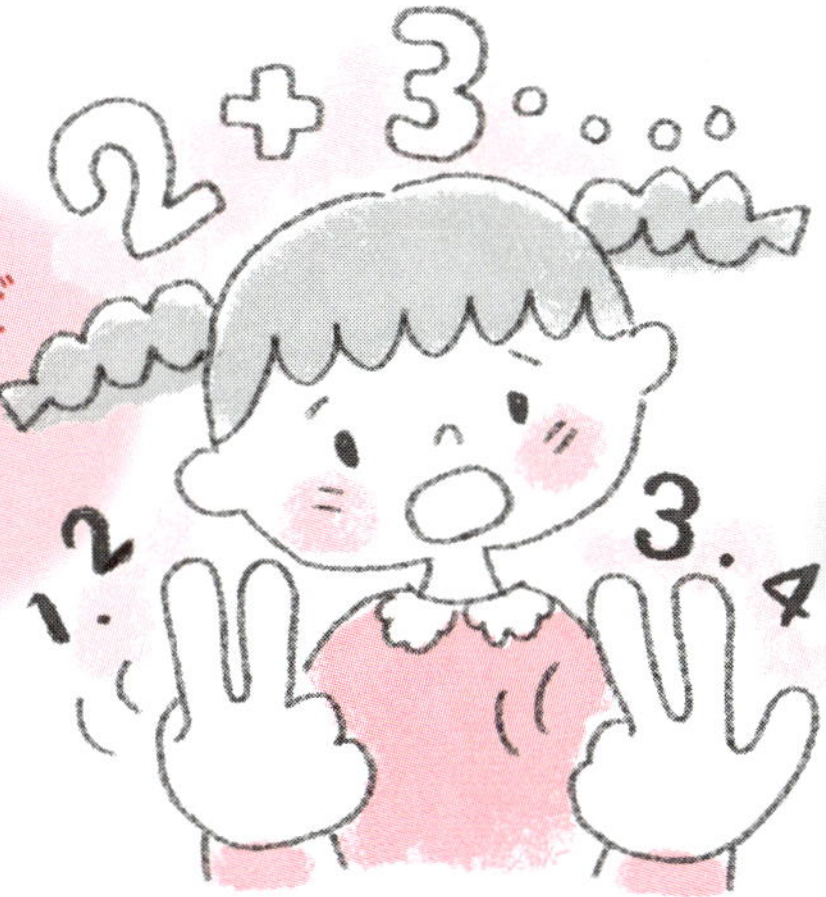

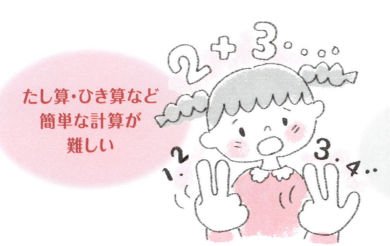

文章問題が
苦手

「計算や文章問題がなぜかうまくいかない」「筋道を立てて考えることが苦手……」という子もいます。

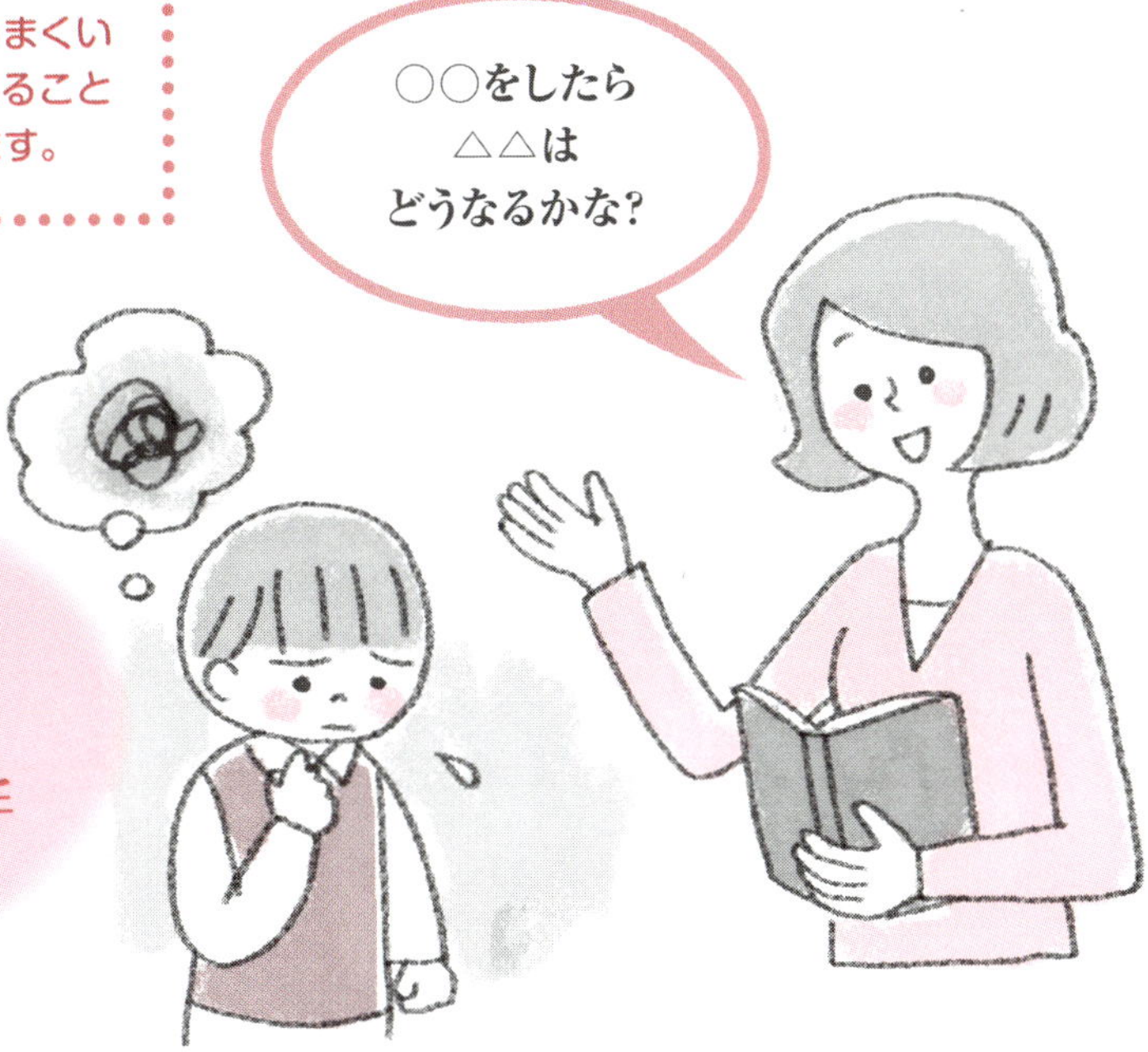

できごとから
因果関係を
推測するのが苦手

文字の読み書きは問題なくできるものの、話をしたり、人の話を聞いたりするときに困っている子もいます。

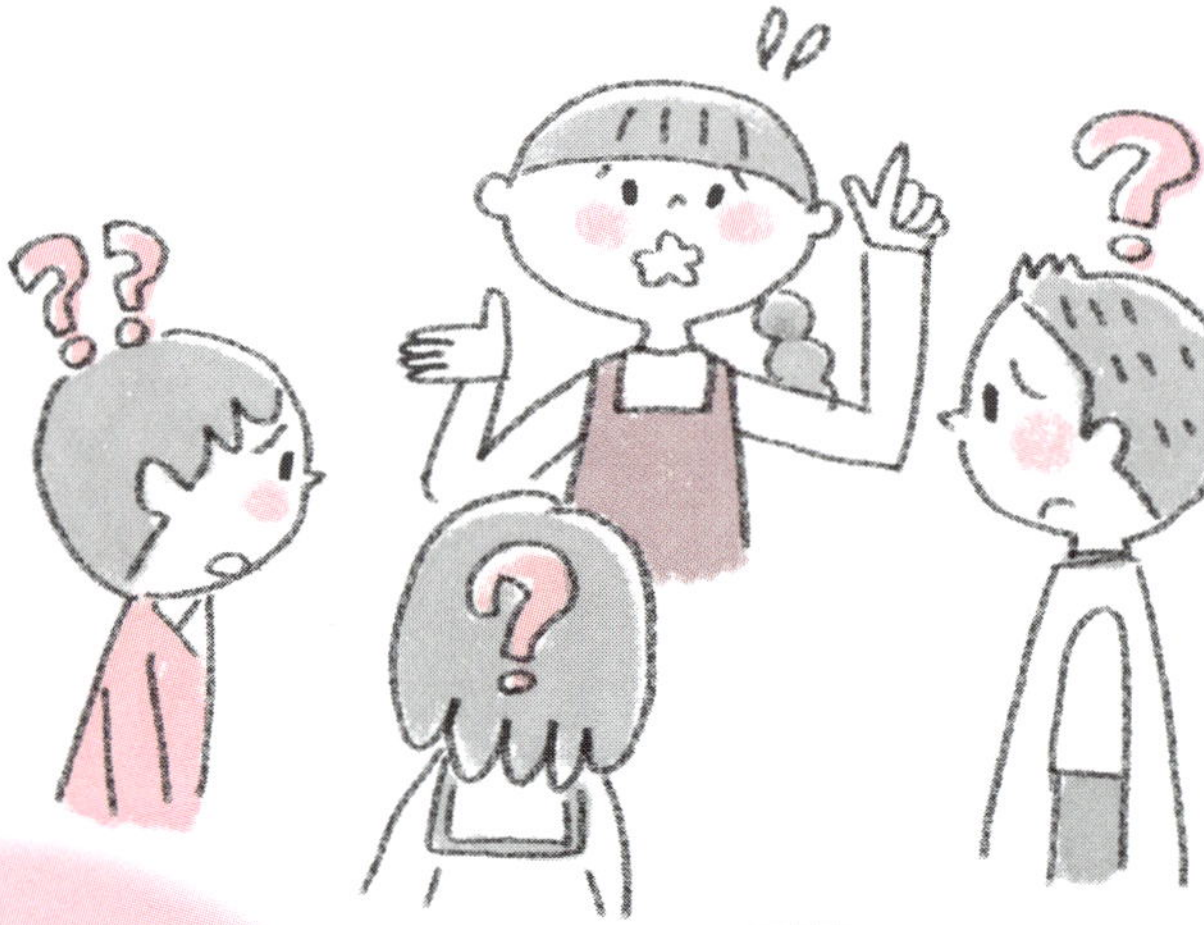

言いたいことが
友だちに伝わらない

まとまった
文章にして
話すことが苦手

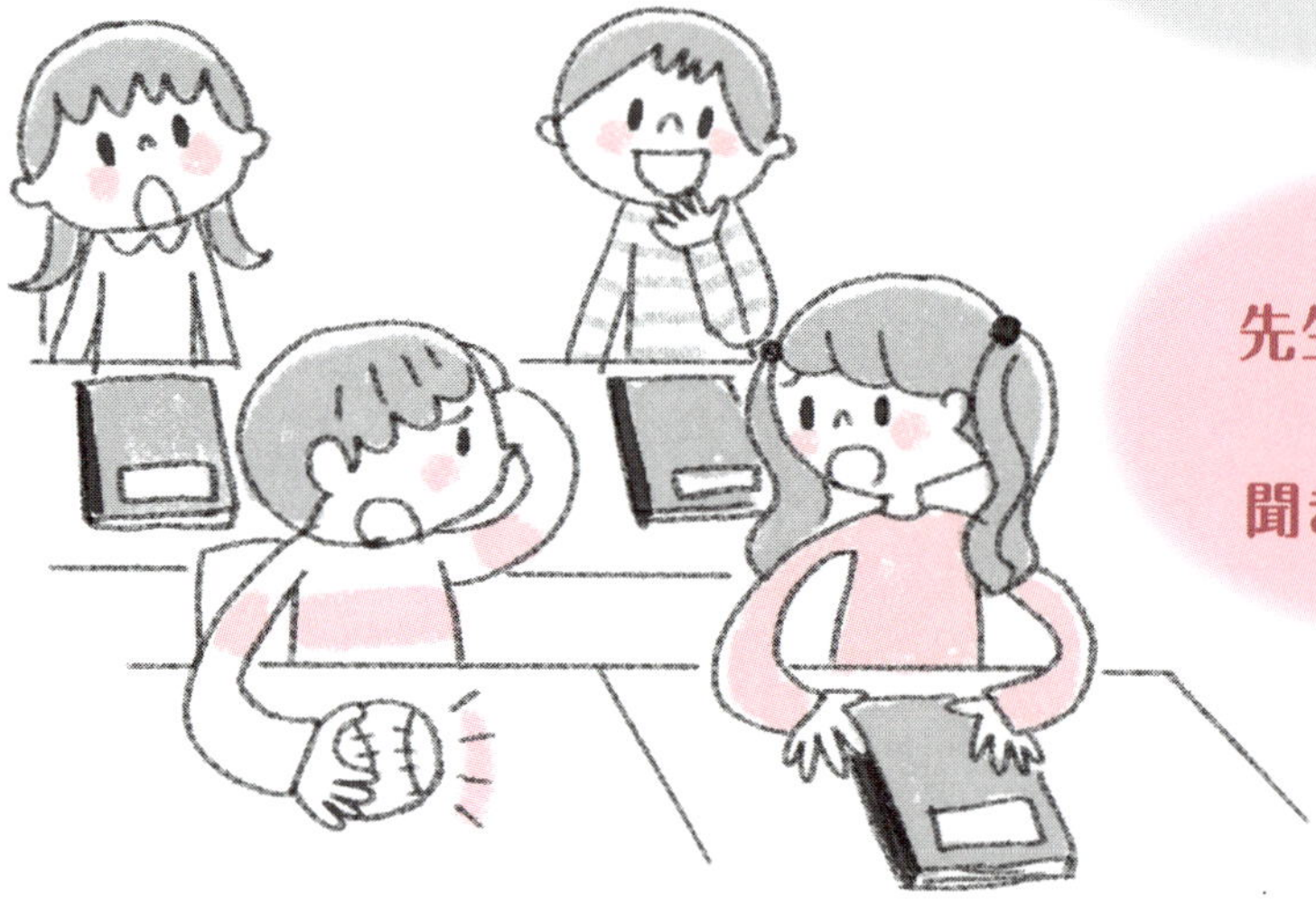

先生の指示を
よく
聞き間違える

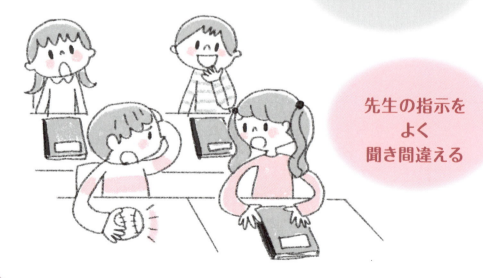

1

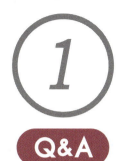

Q&A

LDってなに?
気になること・知りたいこと

子どもが学校で困っている様子がたびたびあると、心配になります。そんなとき、学習障害（LD）を疑うこともあるでしょう。子どもの様子を冷静に見守るためにも、基本的な知識をおさえておきましょう。

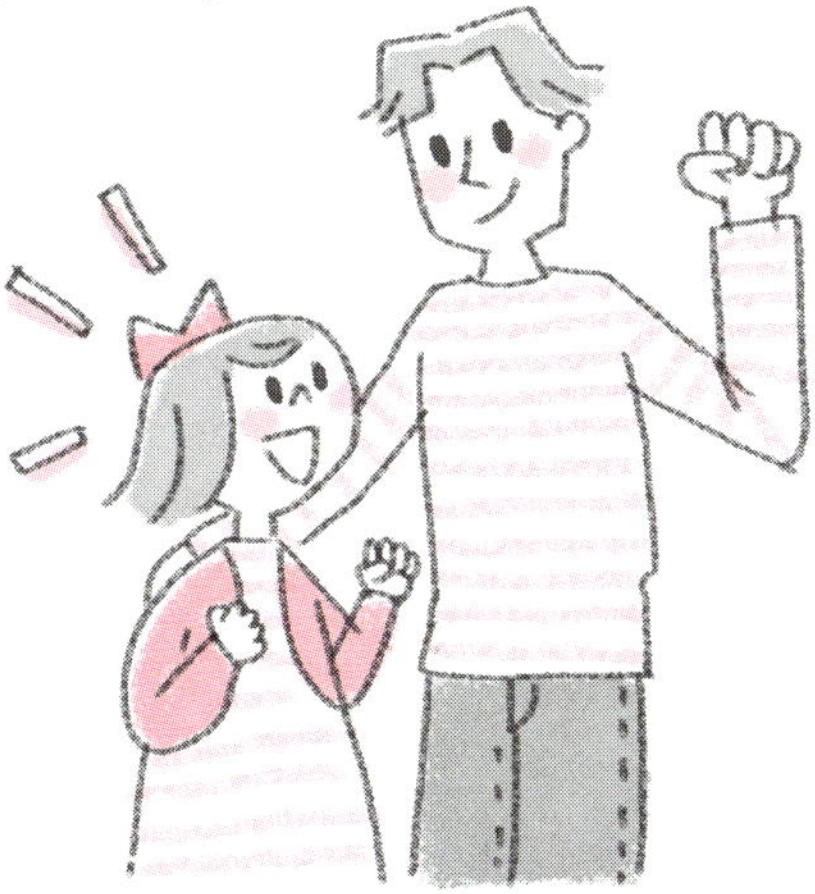

Q LD、SLDとはどういうものですか？

LDの意味と定義

学習障害は、「LD」または「SLD」と表記されます。LDは、「Learning Disabilities」の頭文字を取ったもので、SLDは「Specific Learning Disorder（限局性学習症）」の頭文字からきています。

L　学習障害　D

↓

Learningの「L」
学ぶこと、
学習などの意味がある

↓

Disabilitiesの「D」
障害という意味

教育的な面、医学的な面から 2つの定義・とらえ方がある

「LD」は日本の文部科学省による教育的な領域から考えられた定義、「SLD」は医学的な領域から考えられた定義。

教育的な定義
「LD」
文部科学省によって定められている。教育の現場では、基本的にこの定義に基づいて対応することになっている

医学的な定義
「SLD」「発達性学習症」
SLDは、アメリカ精神医学会（APA）の「DSM-5」での定義。発達性学習症はWHO（世界保健機関）による「ICD-11」の診断基準に基づくもの

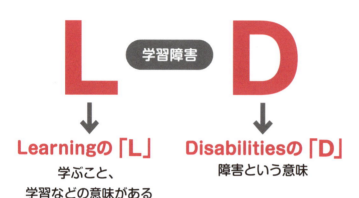

LD、SLD、発達性学習症の定義を比べてみると

大きな違いは、対象となる学習困難の「推論」という項目。医学的定義では数学に関わる「数学的推論」を指すが、文部科学省では数学に限らない点が異なる

LD（文部科学省）	SLD（DSM-5 APA, 2013）	発達性学習症（ICD-11, WHO）
●全般的な知的発達に遅れはない ●対象となる学習困難：聞く、話す、読む、書く、計算する、推論する ●直接的な原因とされないもの：視覚障害、聴覚障害、知的障害、情緒障害など。また、環境的な要因によるもの	●知的能力に問題がなく、学業的な技能が、知的能力では説明できないほど低い ●対象となる学習困難：読字、読解、綴字、書字表出、数字の概念、数値、計算、数学的推論 ●直接的な原因とされないもの：知的能力障害群、非矯正視力または聴力、ほかの精神または神経疾患、心理社会的逆境、学業的指導に用いる言語の習熟度不足、または不適切な教育的指導	●対象となる学習困難：読み（単語の読みの正確さ、流暢性、読解）、書字表出（綴りの正確さ、文法、文章構成）、算数（数感覚、計算の正確さと流暢性、数学的推論） ●直接的な原因とされないもの：知的発達症、視覚または聴覚の感覚障害、神経学的障害、運動障害、教育機会の欠如、学業的指導に用いる言語の習熟度の不足、心理社会的困難

学校（教育現場）で判断するのはLDかどうか

学習に必要な基本的な能力（→P12）の習得に困難があるとLDとなる。これは、医学的なSLDと区別され、LD＝SLDにはならない

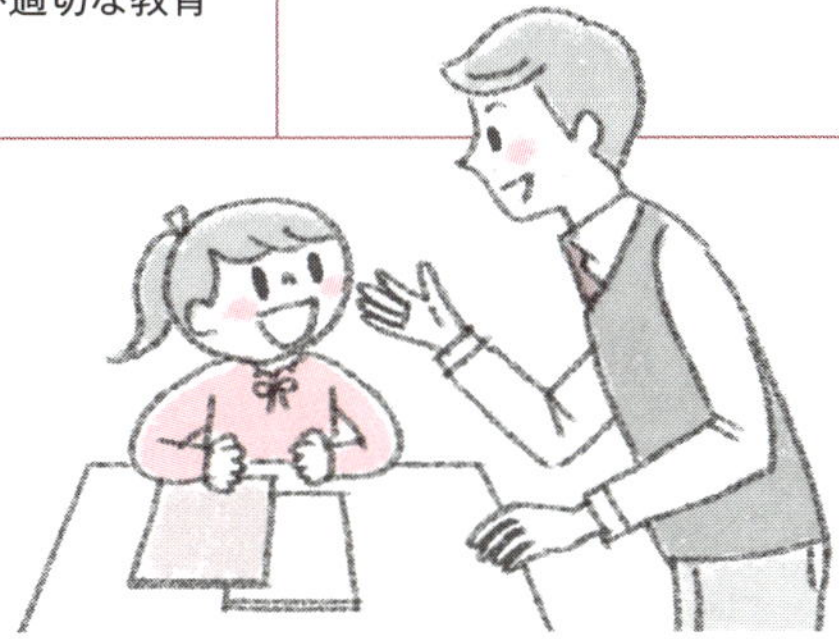

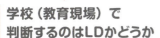

A 学習面での困りごとが目立つ状態のことです

「学習障害（LD／SLD）」は、「自閉スペクトラム症（ASD）」、「注意欠如多動症（ADHD）」と同じく発達障害の一つです。

日本では「LD」、または「SLD」と表記される場合がありますが、前者は文部科学省における定義による場合で、後者は医学的な診断名として用いられているものです。一般的に広く使われているのはLDです。

呼び方に違いはありますが、一般的には知的発達の遅れがないにもかかわらず、読み書きや計算、推論など特定の能力の習得や使用に困難がある状態を学習障害、あるいはLDと呼んでいます。

LDがあると学校生活で困りごとに直面しやすくなります。うまくできないことで自己肯定感が下がることもあります。子どもに困りごとが多いときには、早めに気づいて、適切な支援をすることがとても重要です。

Q LDの原因はなんですか？

A 脳の機能にかたよりがあることが考えられます

LDがなぜ起こるのか、詳しいメカニズムはわかっていません。脳の機能になんらかのかたよりがあるためと考えられています。例えば、読み書きをするだけでも、私たちは複雑なプロセスを経ています。脳の機能にかたよりがあると、そのどこかで不具合が生じます。結果、うまく書けなかったり、読めなかったりするのです。

LDでは知的な遅れがないため、勉強を怠けていると思われることがありますが、それは大きな間違いです。

また、育て方やしつけとはまったく関係なく、保護者の責任ではありません。

学習に必要な6つの能力

文部科学省では、以下の6つが学習に必要な基本的な能力としています。

聞く能力
耳から入った音を聞きとり、脳で情報を適切に処理し、理解する

読む能力
文字や文章を読みとり、その意味を正しく理解する。また単語を正しく発音する

書く能力
かなや漢字など文字の形を覚え、正しく書ける、正しい文法で文章を書く

話す能力
自分の意思や感情、考えなどを言葉や文章にして発する

推論する能力
算数の文章問題や証明問題、図形問題などを解く能力。また、論理的に考えて結果を予想したり仮説を立てたりする能力

計算する能力
数・量の概念や数式などを正しく理解し、計算する

6つの能力に影響を及ぼすもの

学習に必要な6つの能力の習得には、さまざまな力が必要です。例えば、以下のような力に苦手があると、学習困難につながります。

音韻認識

（→P35）

聞いた言葉を音としてとらえ、その要素を頭のなかで分割したり、並び替えたりする力（音韻認識）。これが弱いと、音と文字の関係を学ぶのが難しくなる

デコーディング

（→P36）

目で見た文字を頭のなかで音に変換する力（デコーディング）。これが弱いと「読み」がなかなかスムーズに進まない

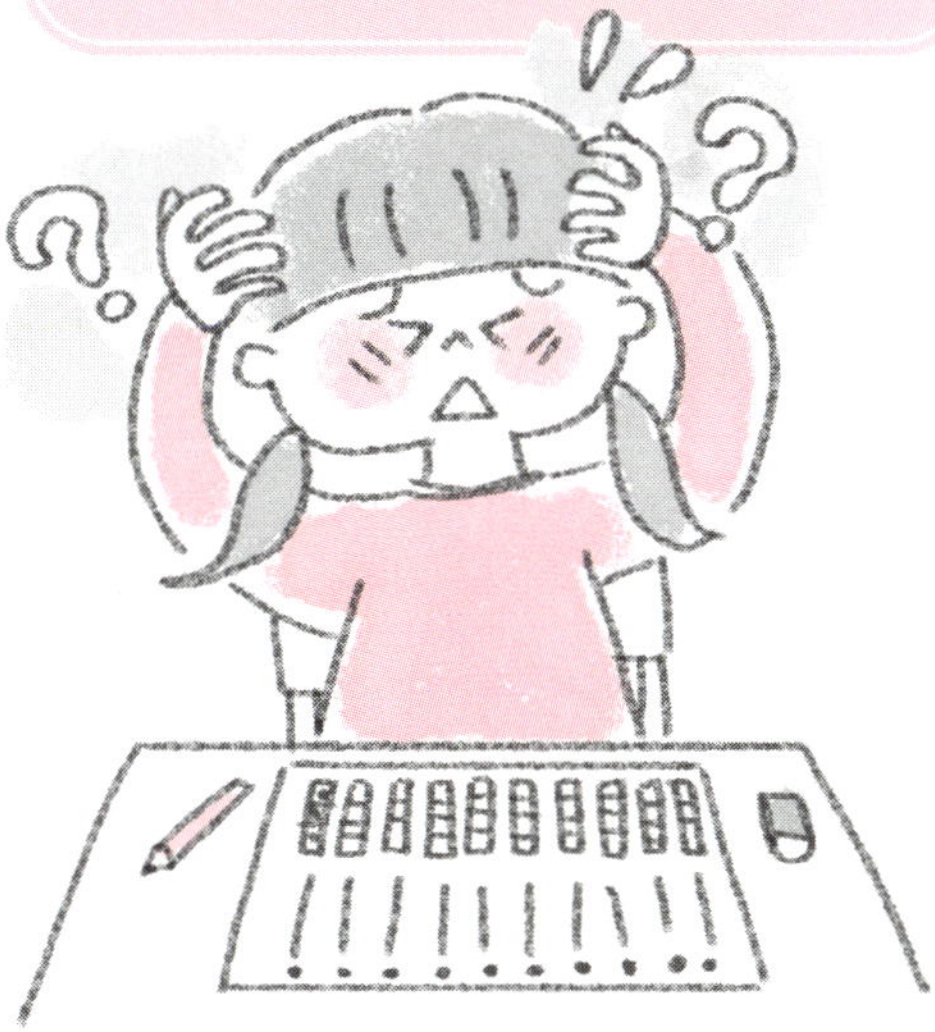

ワーキングメモリ

（→P36）

ワーキングメモリは、見たり聞いたりしたことを短期間記憶にとどめて、それを使う力。「黒板の文字を書き写す」「順序立てて話す」「読みながら内容を理解する」といったときに必要

視覚認知力

（→P42）

目で見た情報を脳で処理する機能（視覚認知力）が働くことによって文字の形を正しく認識したり、単語をひとまとまりとして読んだりできる。これが弱いと、文字を正しく読みとりづらくなる

言語理解力や記憶力

（→P52）

言葉の意味を理解し、必要な場面で使えるように記憶しておく力が弱いと、語彙《ごい》が増えにくく、「自分の意見を言葉で表現することが苦手」といったことが起こる

Q LDのある子はどんなことが苦手ですか？

なにが苦手かは一人ひとり違う

苦手なことには一般的な傾向がありますが、その状態や程度は人によってさまざまです。

「っ」や「きゃ」などの特殊音節がよくわからない

「読む・書く」が苦手なタイプ

ひらがなやカタカナ、漢字などの「読む・書く」に困難がある。読む・書くはあらゆる教科にかかわるため、学習面のつまずきが起こりやすい

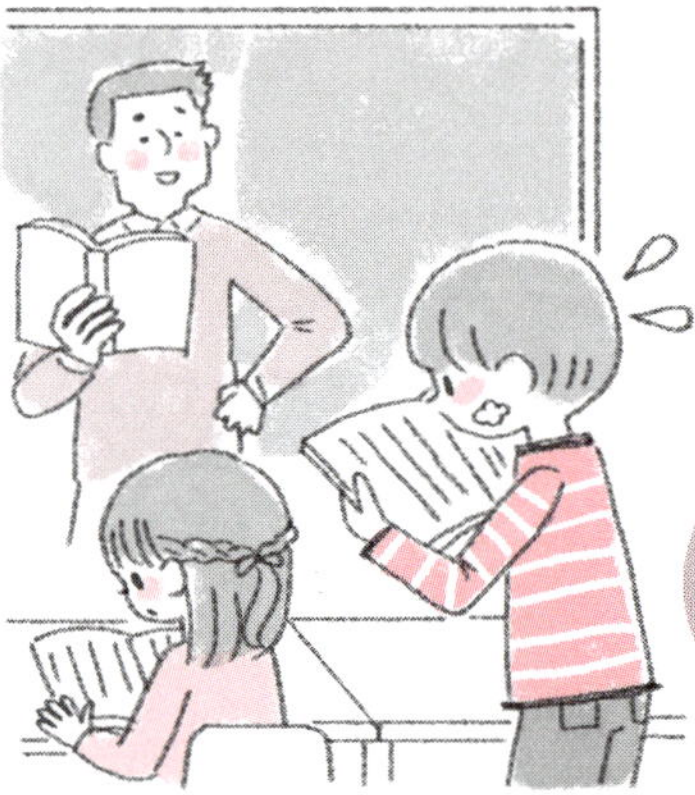

誤った文法で文章を書く

漢字を正しく書けない・読めない

読めるけれど意味をわかっていない

読み飛ばしが多い

作文や長文を書けない

A 苦手なことによってタイプがあります

音韻認識が弱い、視覚認知力が弱いなど（→P13）、LDの特性の背景要因は人それぞれです。そのため、どんなことが苦手かは、同じLDでも異なります。読み書きが苦手な子もいれば、算数が極端に苦手な子もいます。上記のように、苦手な傾向から、いくつかのタイプに分けられます。

学習障害には、さまざまな呼称がありますが、苦手なタイプ別に分けたものでよく使われているのが、読むことが苦手な「読字《どくじ》障害（ディスレクシア）」、書くことが苦手な「書字障害（ディスグラフィア）」、計算が苦手な「算数障害（ディスカリキュリア）」です。

「計算・推論」が苦手なタイプ

数・量の概念、数式記号、計算のルールを理解することが難しく、算数の授業でつまずきやすい。また、因果関係を考察することが苦手

- たし算・ひき算に時間がかかる
- くり上がり・くり下がりがわからない
- 九九を暗記しても使えない
- 算数の文章問題が解けない
- 数・記号の意味を理解できない
- 原因と結果を関連づけるのが難しい
- 図形の問題がわからない

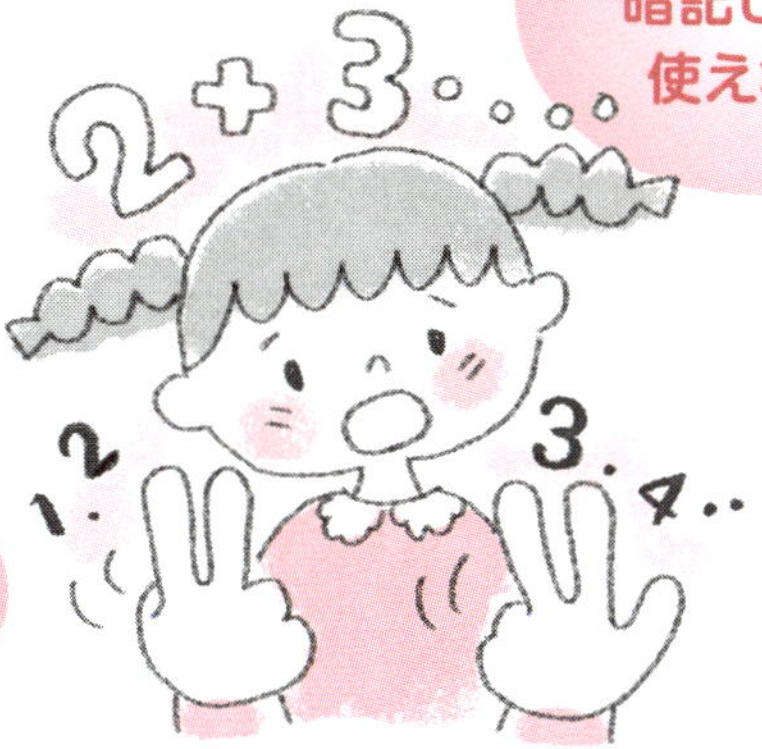

- 聞きとりができない
- 筋道を立てて話ができない
- 言葉の復唱ができない
- 話している途中で黙ってしまう
- まとまった文章で話せない
- 聞き間違いが多い

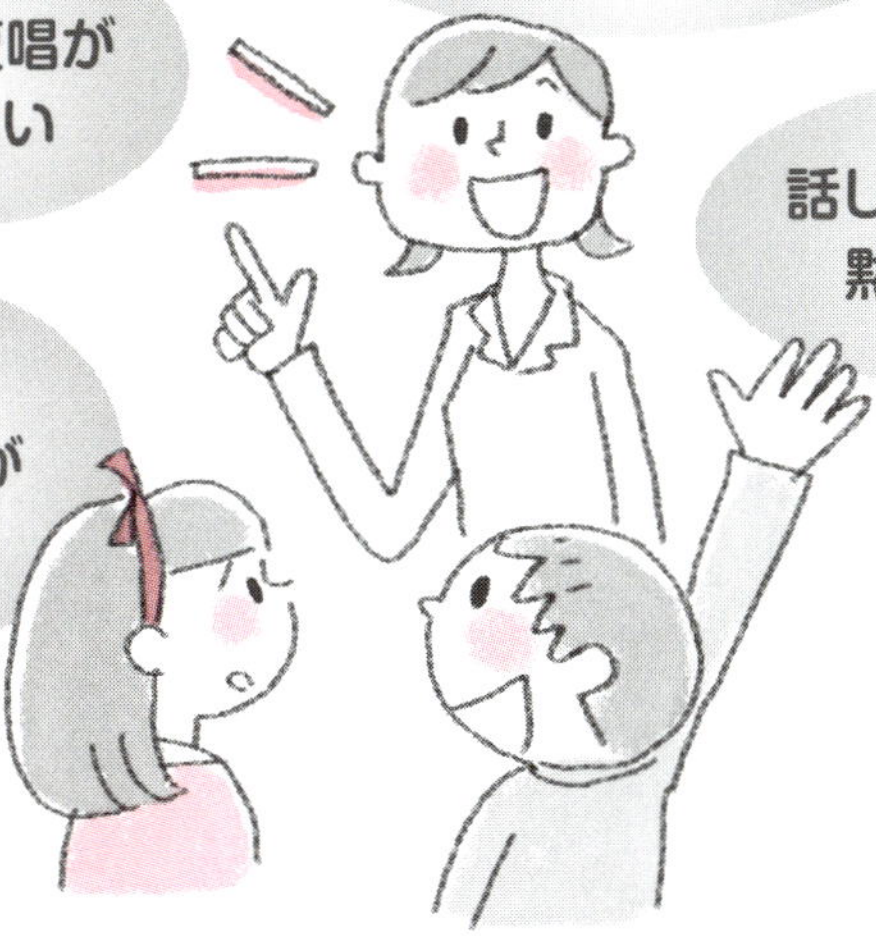

「聞く・話す」が苦手なタイプ

聞きとった言葉を正確にとらえて理解することが苦手。なかなかスムーズに言葉がでなかったり、順序立てて話すことが難しかったりする

Q LDにはなにかサインはありますか？

A 「できない」に直面して気づきます

LDは就学前にはなかなか気づけません。仮に疑わしい様子が見られたとしても、この段階で正確な診断は不可能です。

就学後も一年生の早い時期では勉強はそれほど難しくないため、気づきにくい場合もあります。しかし、一年生の夏休み明けくらいになると、勉強での困りごとが増えてきます。だんだんと「苦手なこと」「できないこと」がはっきりし、本人が授業をつらいと感じていることがあります。このときが気づきのタイミングです。

勉強嫌いの背景にLDがあることもあります。子どもの様子を注意深く観察することが大切です。

就学前に兆候が見られることも

就学前には正確な診断はできませんが、LDが疑われるようなサインがあらわれることがあります。

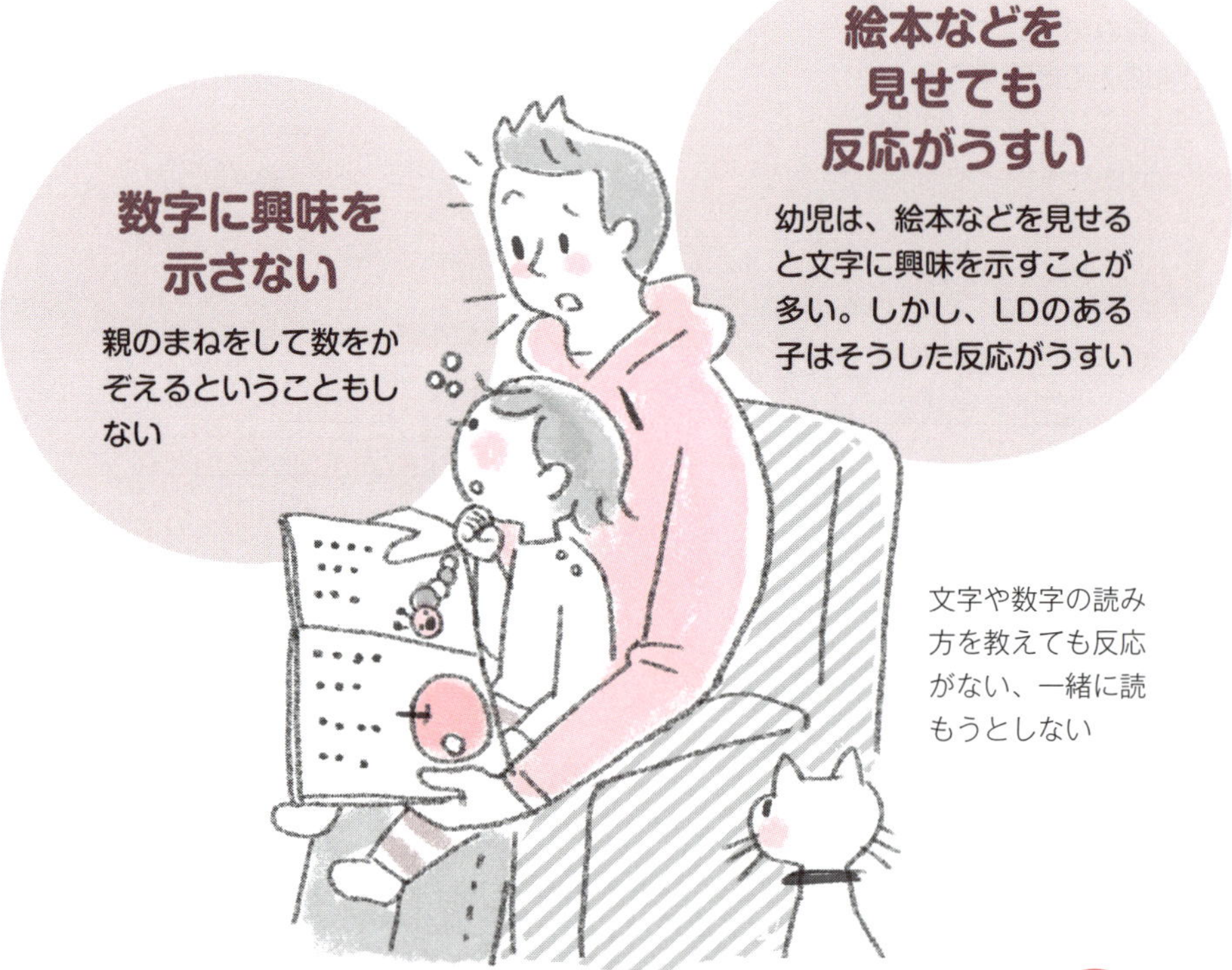
数字に興味を示さない
親のまねをして数をかぞえるということもしない
絵本などを見せても反応がうすい
幼児は、絵本などを見せると文字に興味を示すことが多い。しかし、LDのある子はそうした反応がうすい
文字や数字の読み方を教えても反応がない、一緒に読もうとしない

こんな様子があるときは気をつけて

勉強で困っていることや苦手なことがあると、以下のような様子が見られることがあります。

ノートを見ると書き間違いや、乱れた字がよくある

文字がマス目から大きくはみだしていたり、形が乱れていたりする。漢字の書き間違いや、左右が逆になっているものが見られることも

音読するとき読み方がたどたどしい

教科書などを声にだして読むとき、スムーズに読めない。１文字ずつ読んだり、正しい読み方で読むことができない

授業参観のとき、ほかの子と様子が違う

先生の指示や質問の意味をわかっていないように見えることも。また、ノートをとるのにほかの子よりも時間がかかる

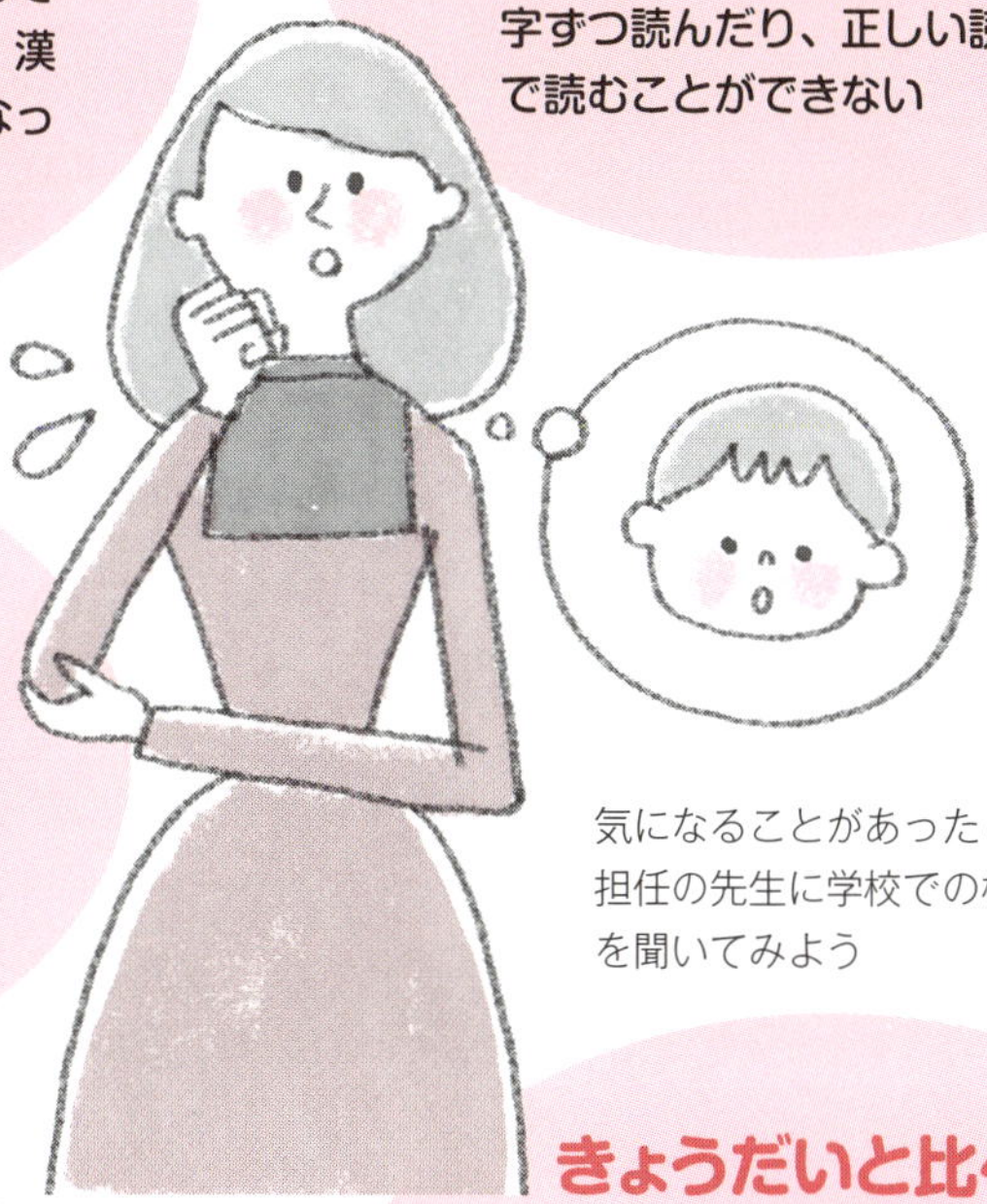

気になることがあったら、担任の先生に学校での様子を聞いてみよう

学校に行くのを嫌がるようになった

ＬＤの特性により学校生活がうまくいかないことが続くと、学校に行くのが嫌になることも

きょうだいと比べて勉強の様子に違和感がある

宿題にかなり時間がかかったり、思いもよらないミスが多いなど。連絡帳で勉強に関する指摘が目立つこともある

Q 「LDかもしれない」と思ったら、どこに相談すればよいですか？

A まずは担任の先生に相談しましょう

　子どもが「LDかもしれない」と思ったら、ためらわずに早めに担任の先生に相談してください。もしかすると、先生が子どもの状態に気づいている可能性もあります。そうして学校側でLDとされた場合、そこから適切な支援を受けることができます。

「しばらく様子を見よう」と考えることがあるかもしれませんが、LDだった場合、その間にもその子はできないことをがんばるしかない状況にいます。これはかなりの苦痛です。

　できるだけ早く支援するためには、気づいたタイミングでまず相談することが大切です。

気づいたタイミングで相談しよう

　最初に相談するのは、子どもの学校での様子を知っている担任の先生が最適です。相談する時間をとってもらいましょう。

担任の先生に相談するときは家庭学習の様子を伝え、子どもが使っているノートなども持参するとよい。場合によっては、学年主任やスクールカウンセラー、特別支援教育コーディネーターにも加わってもらう

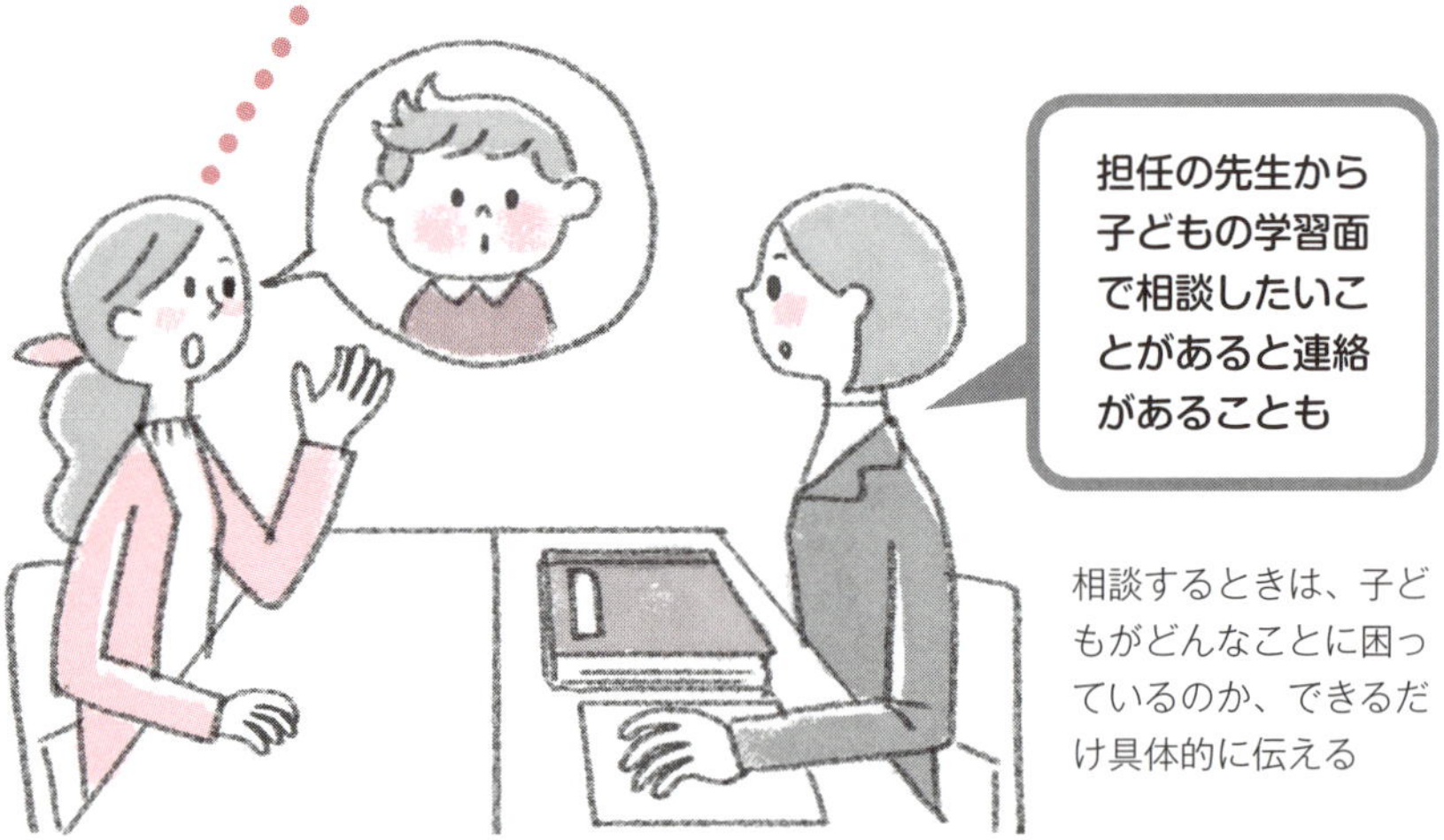
担任の先生から子どもの学習面で相談したいことがあると連絡があることも

相談するときは、子どもがどんなことに困っているのか、できるだけ具体的に伝える

学校以外にも相談先はある

先生に相談しても、なかなか対策をしてもらえないということもあり得ます。このような場合は、学校以外の相談先に話をもっていくことも考えましょう。

小児科など（→P20）

まずはかかりつけ医に相談してみよう。LDに詳しくなかったとしても、地域の専門医を紹介してもらえることがある

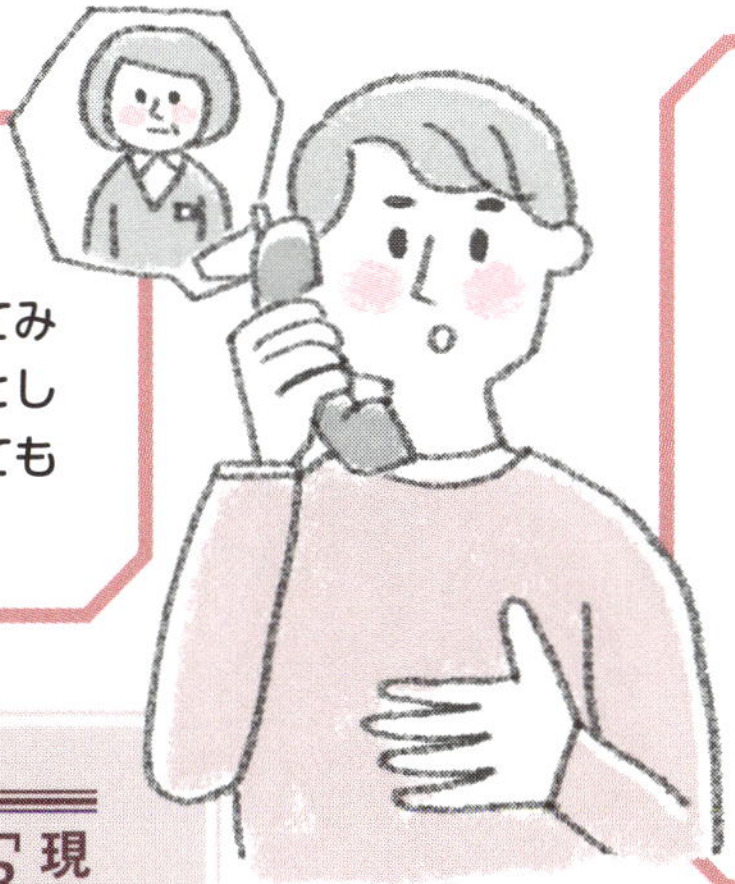

教育センター

都道府県や政令指定都市、中核市に設置されており、教育相談や就学相談などをおこなっている。教職員や臨床心理士などの担当相談員が対応する。対面だけでなく、電話やメールによる相談を受け付けているところもある。自分の住まいの近くの教育センターを検索してみよう

現在は「RTIモデル」で早めに対応する流れに

RTIモデルとは、「Response To Instruction（教育的介入への反応）」という意味で、LDが疑われる子どもに対し、判定や診断を待たずに相談や支援をおこなうというもの。LDかどうかが確定していなくても困っている子どもがいれば支援し、子どもの反応によって、さらに個別のニーズに対応した専門家による支援へとつなげます。

実施状況は、現時点では地域や学校などによってばらつきはありますが、今後、こうした対応が定着していくことが望まれています。

発達障害者支援センター 児童発達支援センター

発達障害者支援センターでは、発達障害のある人やその家族への支援を総合的におこなっている。児童発達支援センターは発達障害のある子どもが定期的に通所しながら、療育などの支援を受ける施設。どちらも子どもの発達に関する相談に対応し、指導・助言をおこなっている

ほかの発達障害は対応できても、LDの対応が難しいケースもある

児童相談所（子ども家庭センター）や、市町村保健センターなどでも、発達に関する相談ができる。しかし、LDについての専門的なアドバイスは難しいことがある

Q 診断までの流れを教えてください

将来の支援のためには診断を

中学・高校や大学の受験の際に合理的配慮（→P62）を受けたいときは、診断があるほうがスムーズです。

学校から医療機関への情報提供があるとスムーズ

自治体によっては、学校側から医療機関への学習に関する情報提供書が用意されている。学校に相談したとき、あわせて情報提供書も依頼してみよう。学習面での困りごとや学校での子どもの様子などがわかり、診断に役立つ

【受診先】

- 小児科
- 小児精神科
- 児童精神科
- 発達障害外来
- 小児神経科　など

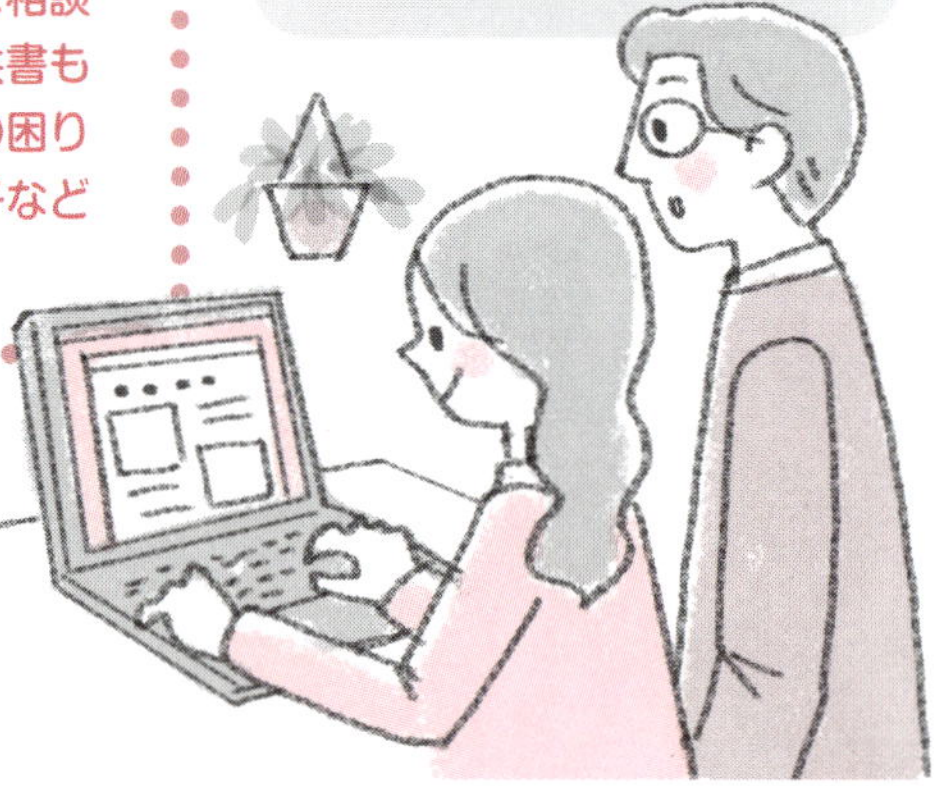

病院さがしは発達障害者支援センター（→P19）への問い合わせや、インターネット検索でも可能

A 専門医のもとに通院し、検査を受け診断されます

診断を受けるには、子どもの場合、小児科や児童精神科などを受診します。ただ、学習障害の診断ができる医療機関は診察の順番待ちが多く、予約してから半年、一年待つこともめずらしくありません。また、地方では近隣に専門医がおらず、遠方の病院しかない場合もあります。

そのため、学校への相談と同時に病院さがしを始めたほうが時間のロスが少なくてすみます。受診先を教えてもらうことも含めて、学校に相談してもよいでしょう。

なお、学校での支援を受けるのに、医師の診断は必ずしも必要ではありません。

学習障害の診断までの流れ

診断には時間がかかります。通常は問診や面談をおこない、さらに各種の検査が必要です。数回通院することになります。

Step1

問診・面談

子どものこれまでの成育歴や発達歴、病歴のほか、1歳6ヵ月児健診、3歳児健診、就学時健診の結果などを確認する。また、家庭や学校でのふだんの様子、気になる点なども聞かれる。子ども本人に質問することもある

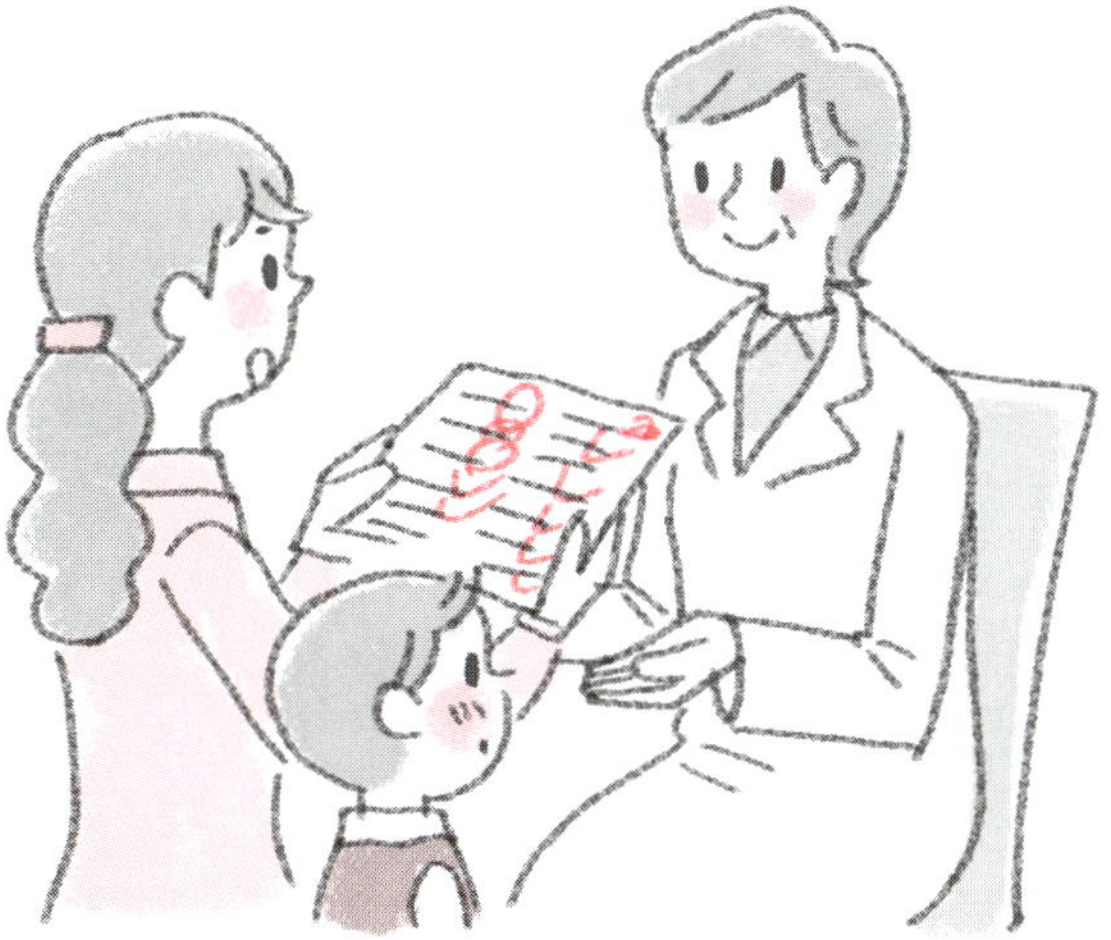

LDを疑って受診する場合、通知表や返却されたテスト、作文など、本人の学習の様子がわかるものをもっていこう。診断材料になる

必要に応じて脳や視覚系・聴覚系の検査をおこなうことも

てんかんなど脳の病気の有無を調べるために、MRI検査や脳波測定がおこなわれることもある。また、眼球運動や聞く力に異常がないか視覚系や聴覚系の検査などをおこなう場合もある

Step2

発達検査、知能検査、認知機能検査などをおこなう

- **発達検査**：子どもの心身の発達を調べる検査。社会性、言葉の発達、運動能力などをみる
- **知能検査**：ウェクスラー式知能検査「WISC-Ⅴ」などをおこなってIQを調べ、言語の理解力、処理速度などをみる
- **認知機能検査**：学習に関連する認知処理能力をみる
- **学力検査**：読み書きや算数の習熟度をみる

総合的に判断する

数回にわたって検査と診察がおこなわれ、総合的に診断される。この場合、医学的な診断なので、「ＬＤ」ではなく、「SLD」となる（→P10）

Q LDがあると、学校生活はどうなりますか？

安心して過ごせるサポートがある

LDがあるからといって、学校生活が極端に制限されることはありません。

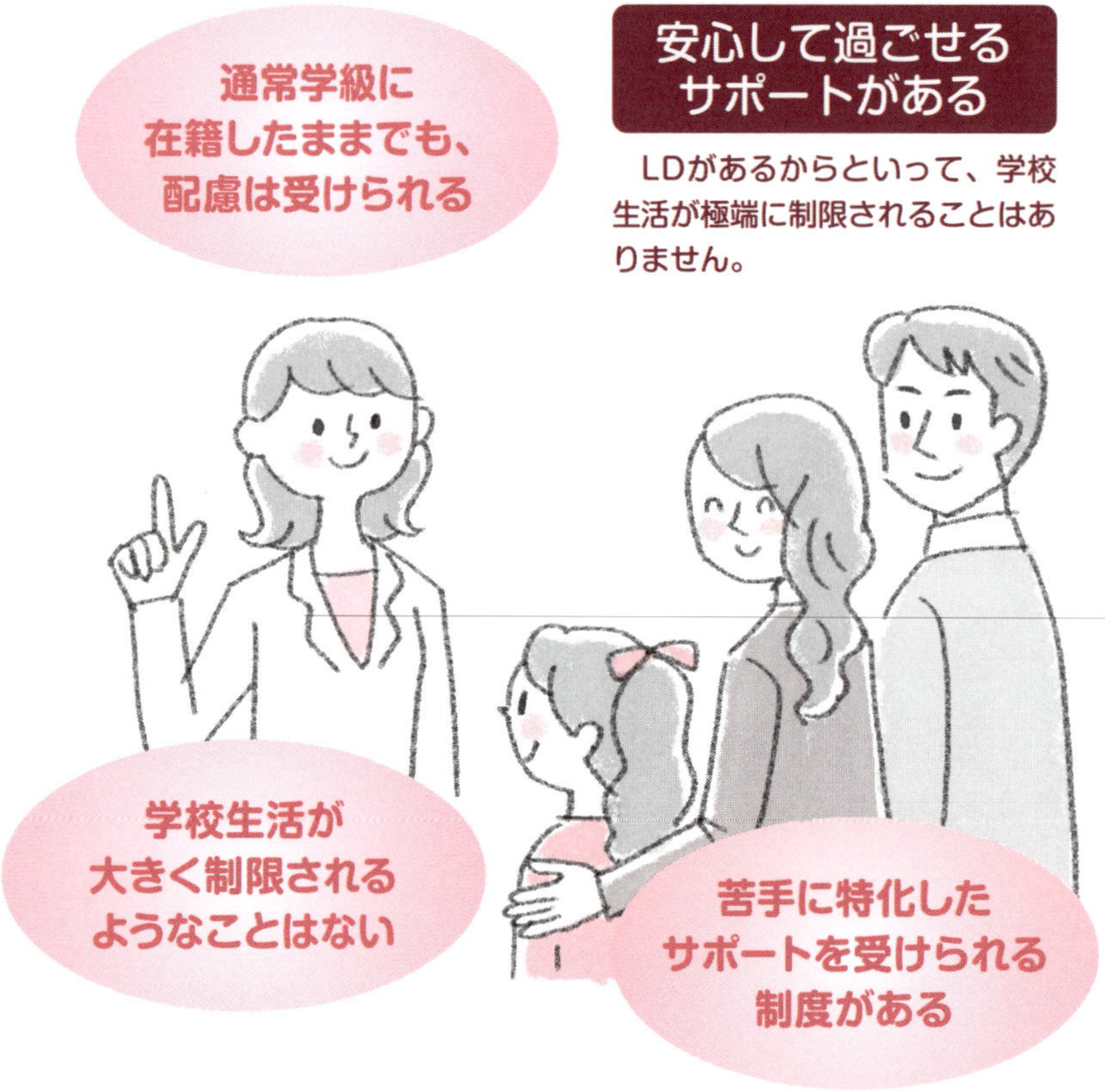
通常学級に在籍したままでも、配慮は受けられる
学校生活が大きく制限されるようなことはない
苦手に特化したサポートを受けられる制度がある

A その子に合ったサポート体制をつくっていきます

LDやSLDであるとされた場合、今までどおり学校に通えなくなるのではないかと不安になるかもしれませんが、その心配はいりません。困っていることや特性に合わせ、その子がより学びやすい方法を選んでいきます。

学びの場と支援策には、いくつかの選択肢があります。保護者（場合によっては本人も）と担任の先生、特別支援教育コーディネーターなどがよく話し合って方針を決めていきます（→P61）。

その際に、親は子どもがどういうことに困っているのか、どんなサポートがあると助かるかなど、積極的に意見をだしましょう。

通級指導教室という制度がある

通常学級でのサポートのほか、苦手な部分に特化した指導を受けることができる通級指導教室（通級）や特別支援教室というシステムがあります。

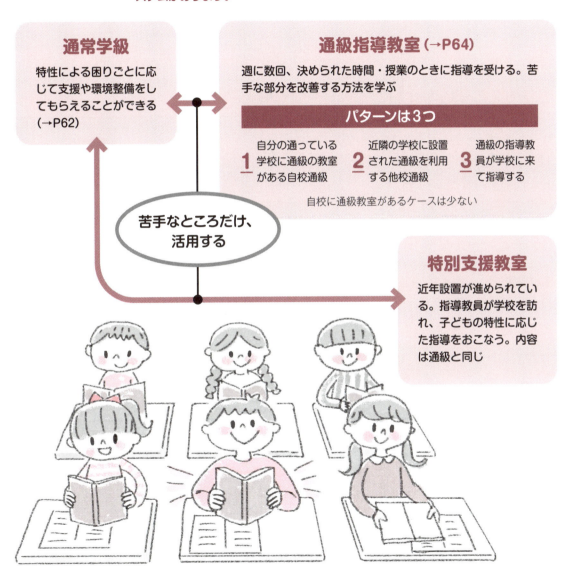

通常学級

特性による困りごとに応じて支援や環境整備をしてもらえることができる（→P62）

通級指導教室（→P64）

週に数回、決められた時間・授業のときに指導を受ける。苦手な部分を改善する方法を学ぶ

パターンは3つ

1. 自分の通っている学校に通級の教室がある自校通級
2. 近隣の学校に設置された通級を利用する他校通級
3. 通級の指導教員が学校に来て指導する

自校に通級教室があるケースは少ない

苦手なところだけ、活用する

特別支援教室

近年設置が進められている。指導教員が学校を訪れ、子どもの特性に応じた指導をおこなう。内容は通級と同じ

Q LDと関連している病気や障害はありますか？

A ほかの発達障害との関連があります

　発達障害のＡＤＨＤ（注意欠如多動症）やＡＳＤ（自閉スペクトラム症）もＬＤと同じく脳の機能のかたよりによって起こるものです。これらも特性によって学習に困難が生じることがあります。そして、これらはＬＤと併存していることもあります（→Ｐ26）。

　ＤＣＤ（発達性協調運動症）も発達障害の一種とされており、体をスムーズに動かす働きに影響がでます。字を書くのが苦手といったことが見られ、ＬＤと関連があると考えられています。

　ほかにも視覚や聴覚の機能障害なども学習の困難さに影響しており、関連があるとされています。

発達障害は重なり合うことも

　発達障害は境界線があいまいなところもあり、重なり合う部分が多くあります。代表的なのが、以下の３つです。

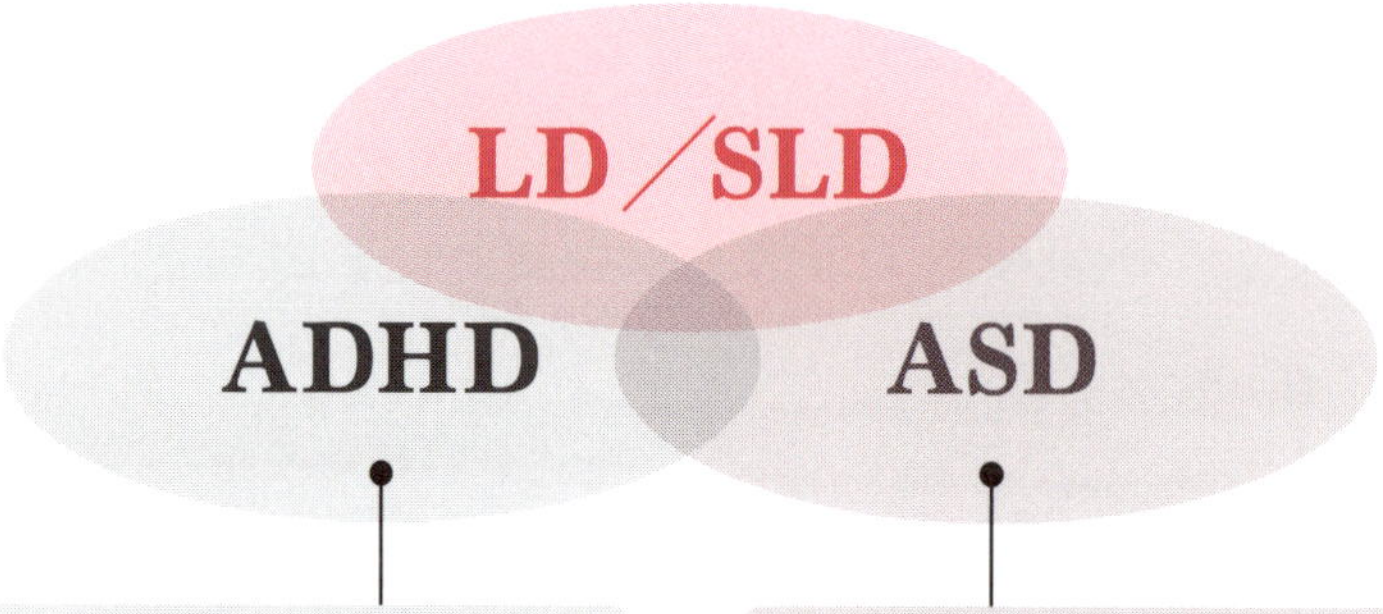

ADHD（注意欠如多動症）

集中力の持続、行動や感情のコントロールが苦手といった特性がある。不注意が目立つタイプ、多動・衝動性が目立つタイプ、不注意と多動・衝動性がともにあるタイプなどに分類される

ASD（自閉スペクトラム症）

コミュニケーションが苦手、興味に強いかたよりやこだわりがあるといった特性がある。また、体の動きがぎこちない、感覚の過敏さ・鈍さなどの特性が見られることもある

LDと関連がある障害や病気

下記のような障害や病気で学習が困難になっているケースもあります。LDとの鑑別が必要です。

コミュニケーション症

言語症や吃音《きつおん》（小児期発症流暢症）、社会的コミュニケーション症などが含まれる。「語彙《ごい》が乏しい」「流暢に話せない」「他者とのコミュニケーションが極端に苦手」といった特性がある

発達性協調運動症（DCD）

筋肉や神経、視機能に異常がないにもかかわらず、体の動きを統合すること（協調運動）が難しく、動きや動作がぎこちなくなる

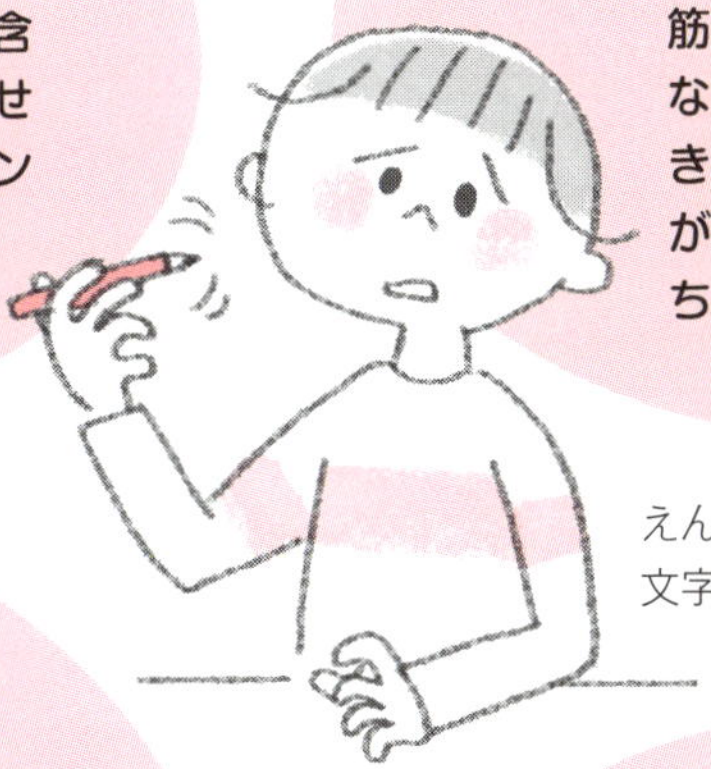

えんぴつがうまく持てず、文字を書きにくい

視覚系・聴覚系の機能障害

- **視覚系の機能障害**：「視機能の障害」や「視覚認知の障害」「視覚障害（弱視など）」など。これらがあると、正確に文字を認識できなかったり、長時間読み続けたりすることが難しく、読み書きに影響がでる
- **聴覚系の機能障害**：「聴覚的注意」や「聴覚的記憶」などの障害があり、聞くことに影響がおよぶ

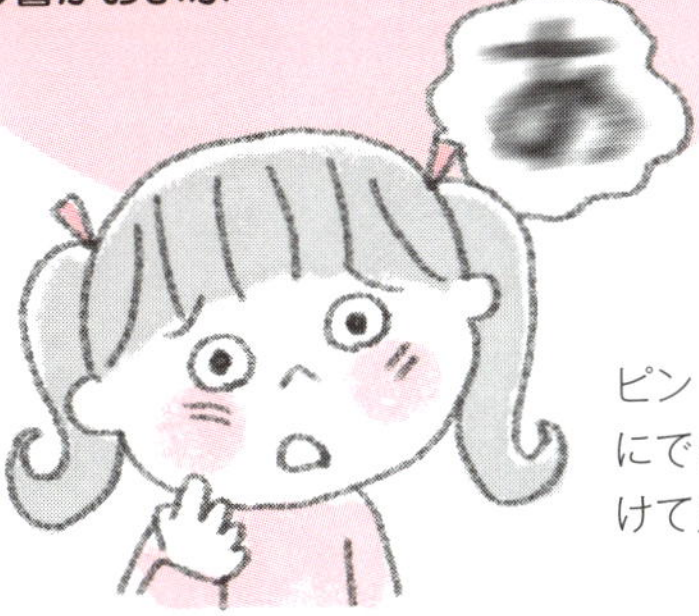

ピント調節がスムーズにできず、文字がぼやけて見える

認知機能の障害

認知機能のうち、下記の機能の障害が学習に影響するとされている

- **全般的能力**：全般的知能や処理速度、ワーキングメモリ、長期記憶、推論能力、アイデアの生成など知的活動全般に関係する
- **遂行（実行）機能**：ものごとや活動を実行しようとするときに、見通しをもって行動をコントロールしていく機能
- **注意機能**：頭で情報を処理するとき、どこに意識を向けるかを選択したり、注意を持続し続けたりする機能

Q ADHDやASDとの併存について詳しく知りたいです

LDにADHD、ASDの特性も加わる

併存すると特性が組み合わさってあらわれます。

ADHDの代表的な特性

- **不注意**：「忘れ物が多い」「同じミスをくり返す」「注意が持続しない」「ぼんやりしがち」など
- **衝動性**：「順番待ちができない」「待てずにほかの人のじゃまをする」など
- **多動性**：「落ち着きがなく、じっとしていられない」「授業中に席を立つ」「おしゃべりが止まらない」など

ADHDがあるとこんな傾向が……

人の話をさえぎる

自分の言いたいことを言って人の話を聞かないときや、人の話に割り込むことがある。授業中に急に自分の思ったことを話す

落ち着きがない

授業中の態度に落ち着きがない。気になることや興味をひかれることがあると、授業中でも席を立ってしまう

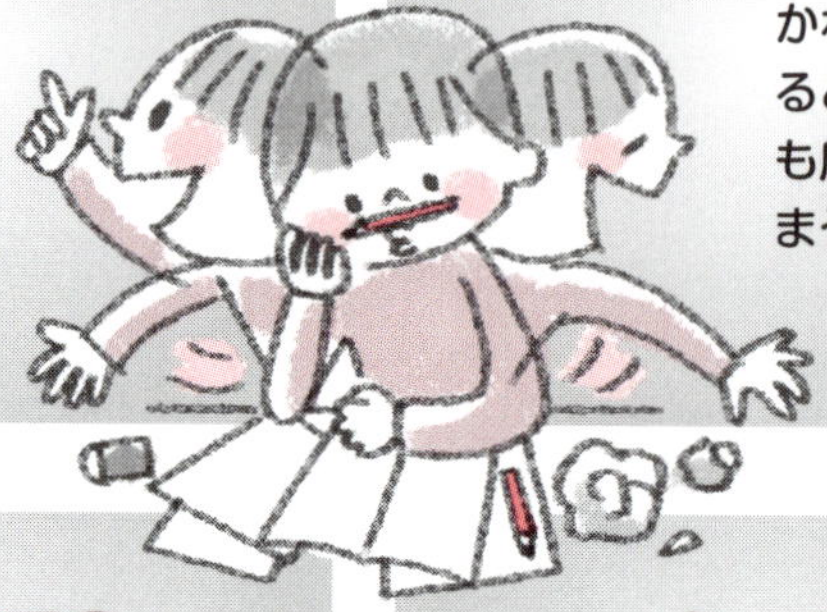

グループでの行動が苦手

思いついたら行動をするところがあり、みんなと一緒になにかをするのが苦手

うっかりミスが多い

忘れ物をしたり、宿題をするのを忘れたりする。ケアレスミスをくり返してしまう

ASDがあるとこんな傾向が……

コミュニケーションがうまくいかない

状況に合った行動がとれず、友だちとのコミュニケーションがうまくいかない

急な予定の変更に対応できない

時間割や教室の移動など、急な予定の変更が起こったときに動揺する

空気を読むのが苦手

具体的に言われないとわからない。たとえ話や冗談が通じない

独自のこだわりがある

自分のルールどおりにしないと気が済まない。自分のやり方を無理に通そうとしてもめることも

ASDの代表的な特性

- **人とのかかわりが苦手**：場の空気や相手の表情を読みとるのが苦手。冗談が通じなかったり、一方的に話したりすることがある
- **興味のかたより、こだわりが強い**：物の位置や動作の順番など、こだわりがある。急な変更に対応することが難しい
- **感覚のかたより**：感覚が過敏。音や光などが苦手だったり、肌触りにこだわりがあることもある

A LDとの併存は気づかれにくいことも

そもそも発達障害は境界線がとてもあいまいです。いずれも脳機能のかたよりが原因であることから、LDとADHDやASDが併存することがあります。

この場合はLDの特性にADHDやASDのそれぞれの特性も加わります。例えばADHDが併存している場合、学習の困難さのほか、落ち着きがない行動が見られることがあります。

ADHDやASDは就学前でも診断がつくことがあります。特性が行動面にあらわれると目立ちやすいからです。一方、LDの学習の困難さは就学後に目立つものです。その結果、学習の困難さがあっても、ADHDやASDによるものと考えられ、併存に気づかれないことがあります。

ADHDやASDがあり、学習面での困りごとが強い場合は、LDとの併存を疑い、必要なサポートを検討する必要があります。

Q 境界知能やギフテッド、2Eと関係がありますか？

境界知能、ギフテッド、２Eの主な特徴

必ずしもこうした特徴があらわれるわけではありませんが、これらによってLDの困りごとが周囲に見えにくくなることがあります。

ギフテッド

生まれつき特定の分野で、すぐれた能力をもっている。周囲の人との能力に差があるために、学校の授業がつまらなかったり、孤立したりすることがある

境界知能

IQが平均よりも低いものの、知的障害には該当しないのが境界知能。学習面だけでなく、日常生活（買い物時の計算、バスの乗り方がわからないなど）でも困る場面がでてくる

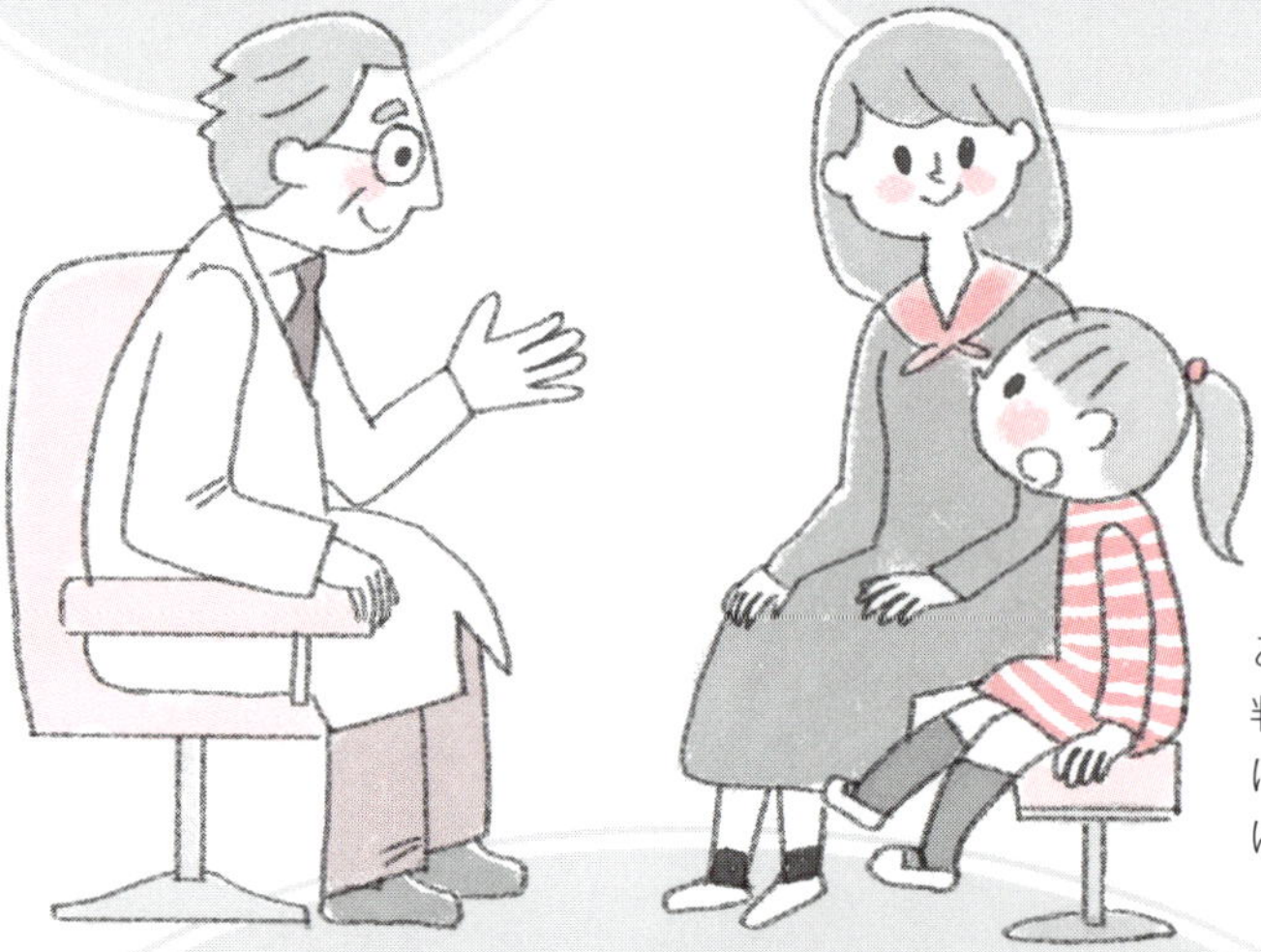

これらの特性の判別は、専門医による検査を受けないと難しい

2E

２Eとは、「Twice Exceptional（二重に特別）」という意味の言葉。ギフテッドと発達障害が併存する状態。得意分野と苦手なことに大きな差があり、発達に凸凹《でこぼこ》があると表現される

それぞれが悩みやつらさを抱えている

境界知能は学習面だけでなく、日常生活でも生きづらさを抱えています。ギフテッドなどとLDが併存する場合もあります。

もっと自分はできるはずなのに……

２Ｅの場合、自分ではもっとできるはずと思っているのに、実力を発揮できずに苦しくなる

勉強がわからない、先生やみんなの言うことが理解できない

境界知能はふだんの生活での会話やコミュニケーションの場でも理解がおよばずに困っていることが多い

できることと苦手なことの差が極端すぎる

２Ｅは、得意なことや自分が興味をもっていることの能力は高いが、文字を書いたり、コミュニケーション面など、極端に苦手な部分もある

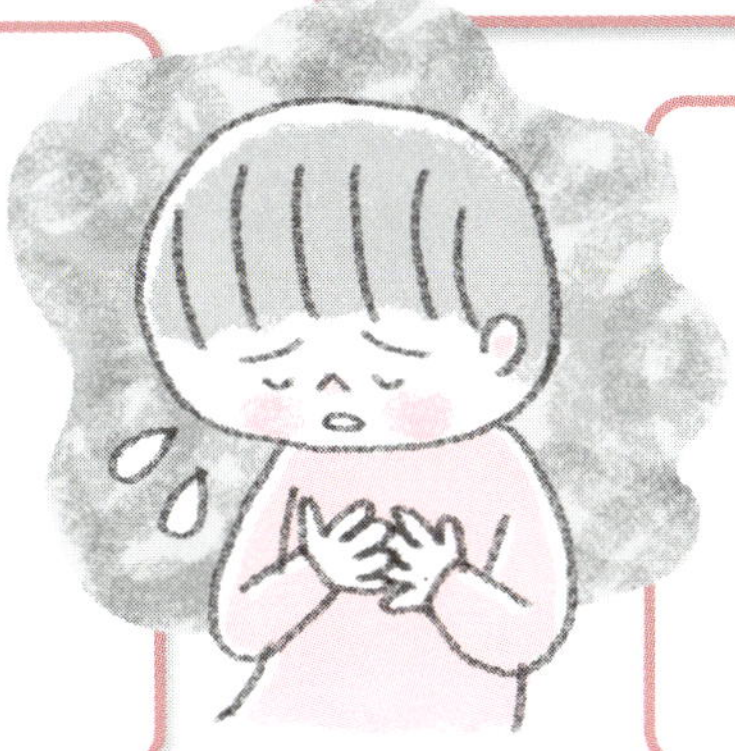

周りの同級生となじめない

ギフテッドの場合、その能力の高さゆえに、周囲となじめずに困っていることがある

A LDの困りごとが隠れやすくなります

境界知能やギフテッドがLDと併存していると、LDの特性による困りごとが見えにくくなります。子どもはつらい状況をなかなかわかってもらえず、苦しい思いをしがちです。

例えば、ギフテッドがLDと併存した場合（２Ｅ）は、得意なことと苦手なことの差が極端です。理解力はずば抜けているのに、それをいざ書いて表現しようとすると、うまくいかないことがあります。「わかっているのに、思うようにできない」というもどかしさを抱えることになります。

しかし、能力の高さゆえに、困りごとがあっても自分なりの工夫でしのいでいるため、周囲の大人は困っていることに気づけないといったことが起こります。

境界知能やギフテッド、２Ｅがあるのかどうかを保護者が判断するのは困難です。気になる場合は、小児科（→Ｐ20）に相談しましょう。

COLUMN

小学校高学年でLDに気づいたらどうすればいいですか?

学校が嫌にならないようにすぐに支援を始める

小学校五、六年生になると、勉強の内容はグッとレベルアップします。論理的思考や読解力、抽象的な概念を理解する力など、高度なスキルが必要になります。

こうした分野が苦手なタイプのLDは、高学年になり、問題に直面して初めて気づくことがあります。この場合、学習のどこでつまずいているのかが、わかりにくいです。例えば、字の読み方といった基本的なことで難しい部分があるのか、読解という高度なことだけが難しいのかといったことです。

そのままにしていると、学習がさらに進むにつれ、いっそう困ることが増えていきます。そのうちに学校そのものが嫌になってしまうこともあります。

したがって、高学年になってLDに気づいたら、まずどこに苦手があるのかを見きわめることが大切です。そして、必要な支援を直ちに開始します。担任の先生や専門家の力を借りて、みんなでサポート体制をつくります。

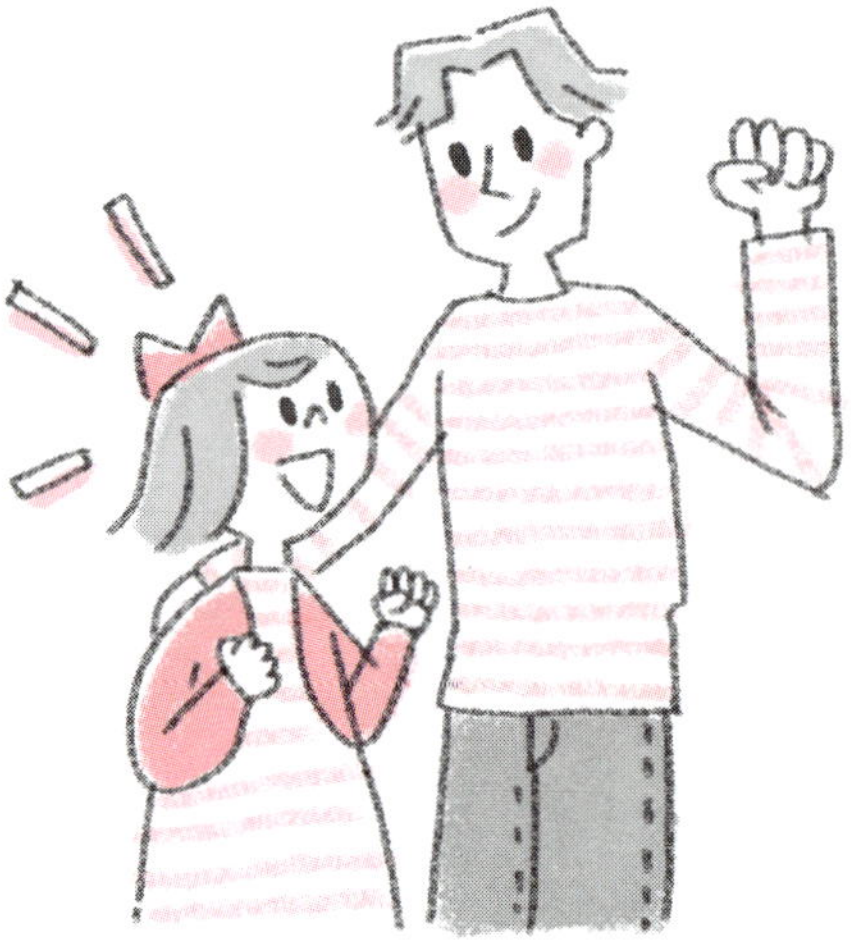

高学年で気づいても手遅れではない。適切な支援が受けられるようにすることが大切

②

気づいてあげたい、学習面の困りごと

LDにはいくつかのタイプがあります。どんなことを苦手としているかによって、起こりやすい困りごとや、サポートは異なります。適切な支援をするには、その子の苦手を把握することが第一歩となります。

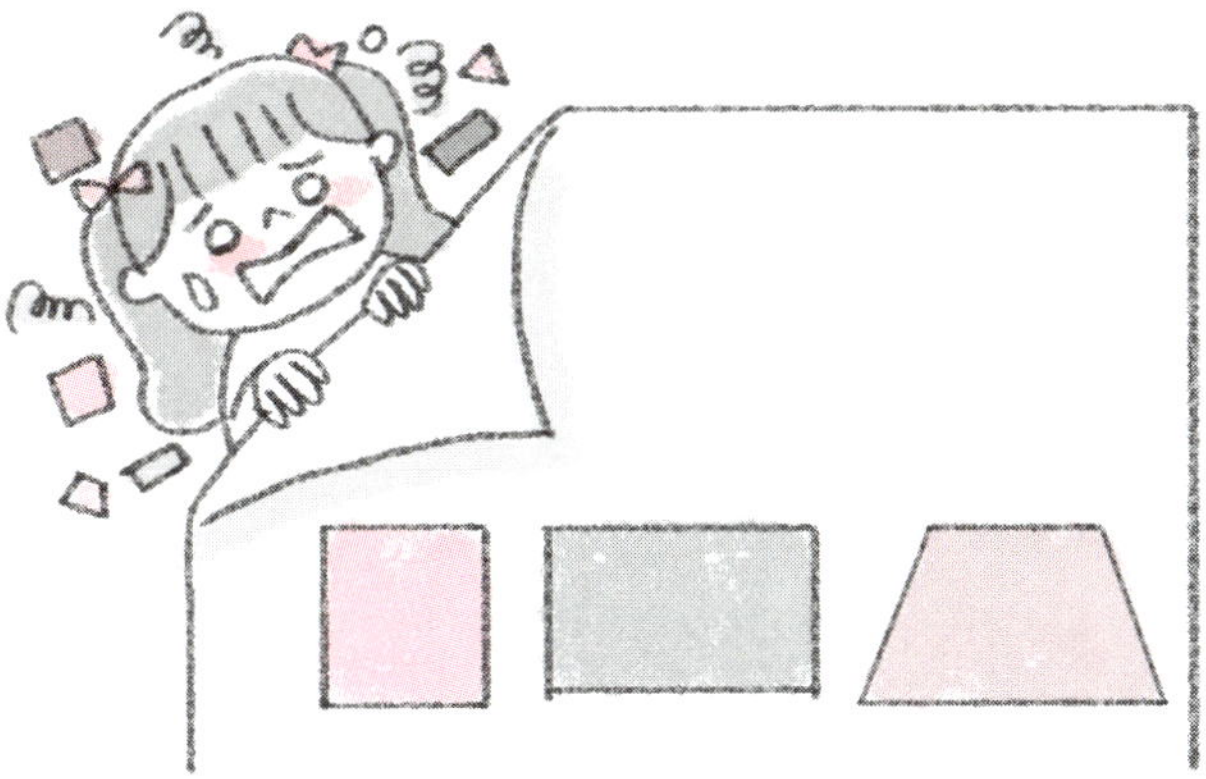

「読む」の困りごと

教科書の文章をスムーズに音読できない

読むことには、声にだして読む「音読」と、声をださずに読む「黙読」があります。LDの場合は、音読、つまり文字を音にすることにつまずきが目立ちます。

文字を読むのに時間がかかる

LDのある子のなかには、ふだんの会話は問題ないけれど、「文字を読もう」とするとスムーズに読めない子がいます。

漢字がわからないということではありません。ひらがなであってもスムーズに読むことができない場合もあります。カタカナで特に苦労する子もいます。

読むことが苦手な子は、促音《そくおん》や拗音《ようおん》などの特殊音節の読みでつまずくことが目立ちます。また、文章を一文字ずつ読んだり、行飛ばしで読んだりと、たどたどしさがあらわれます。

練習をしても、なかなかスムーズに読めるようになりません。

促音や拗音の読みでつまずきやすい

読むのが苦手な子どもがよくつまずくのが、「っ（促音）」や「きゃ、きゅ、きょ（拗音）」、「ー（長音）」といった特殊音節です。読み違えたり、読めないことがあります。

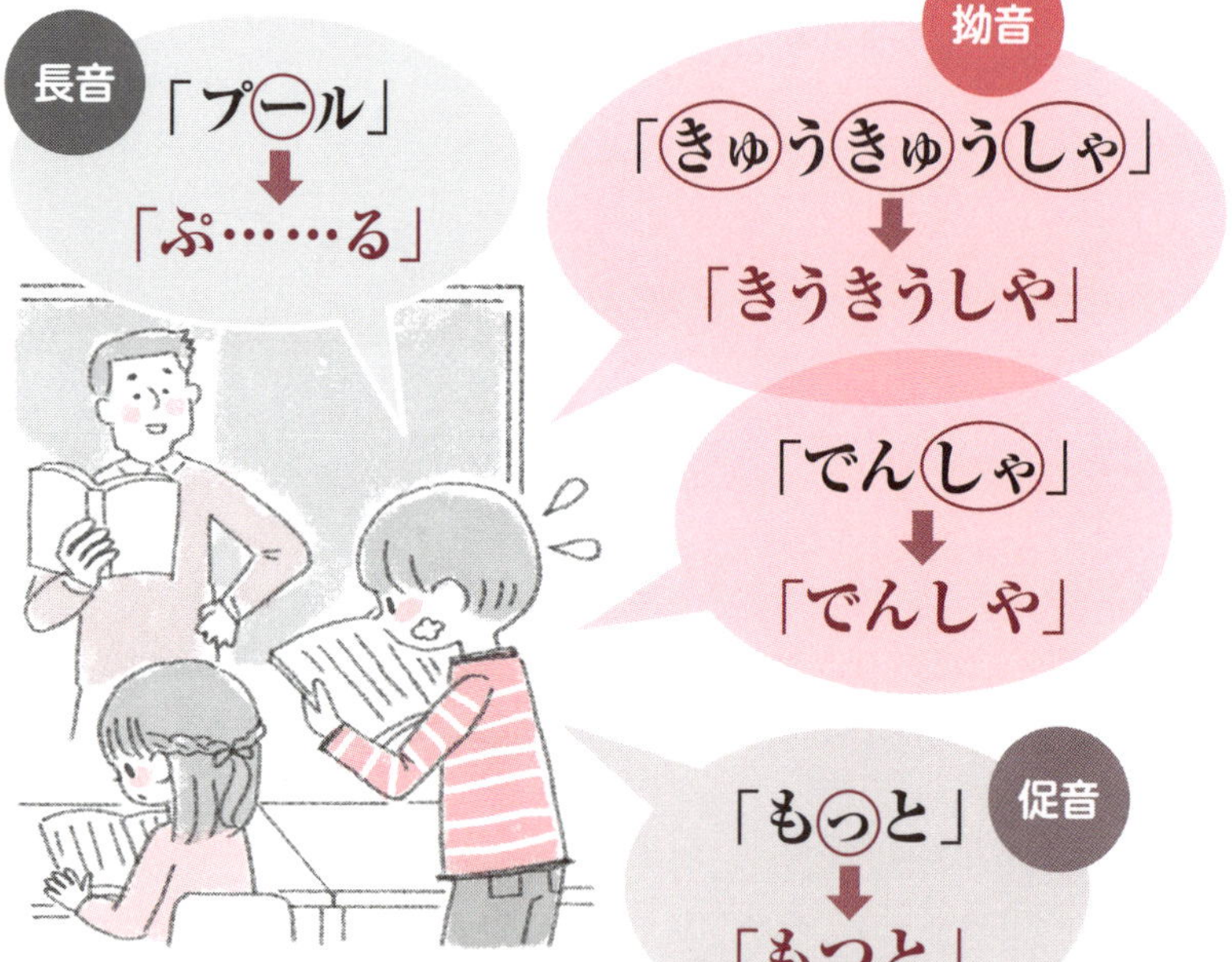

どうしていいかわからないから、かたまってしまうことも

こんな読み方になることも

違う読み方をしたり、自分が言いやすい言葉、知っている言葉に変えて読んだりします。

行を飛ばして読む、同じ行をくり返す

どの行を読んでいたのかわからなくなって行を飛ばしたり（飛ばし読み）、また同じ行を読んだりする

文章の区切りがバラバラになる

「公園にあそびに行きました」を「こう、えんにあそ、びにいき、ま、した」になったりするなど、異なる文章の区切り方をする

1文字ずつ読む

読むのに非常に時間がかかる

読み間違いが多い

「だ」を「た」と読んだり、「ぱ」を「は」と読んだりするなど、濁点や半濁点が読めない。また、「左右」を「さうう」とするといった読み違えが起こる

単語が抜ける、文章を変えて読む

「白い花がさいた」を「花がさいた」のように単語を抜いて読む。また、「雨がふってきた」を「雨がふりました」というように文章を変える

みんなと一緒に音読していてもほんとうは読めていないかも

小学校低学年の授業では、みんなで一斉に声にだして読んだり、先生が言ったあとに全員で復唱したりすることがあります。

このとき、LDのある子の場合、文字を読んでいるのではなく、周りの子の読み方や内容を聞き、それを覚えて声にだしているということがあります。

音読はできるが内容は理解していない

声にださない黙読ならば理解できているという場合もある

背景にある特性

言葉を音にする「音韻認識」が弱い

私たちは、読むときに複雑なプロセスを踏んでいます。文字と音がうまくつながらないと、スムーズに読むのが難しくなります。

文字を「読む」プロセス

「読む」ことは、複雑なプロセスでおこなわれています。プロセスのどこかでつまずくと、読むことが難しくなります。

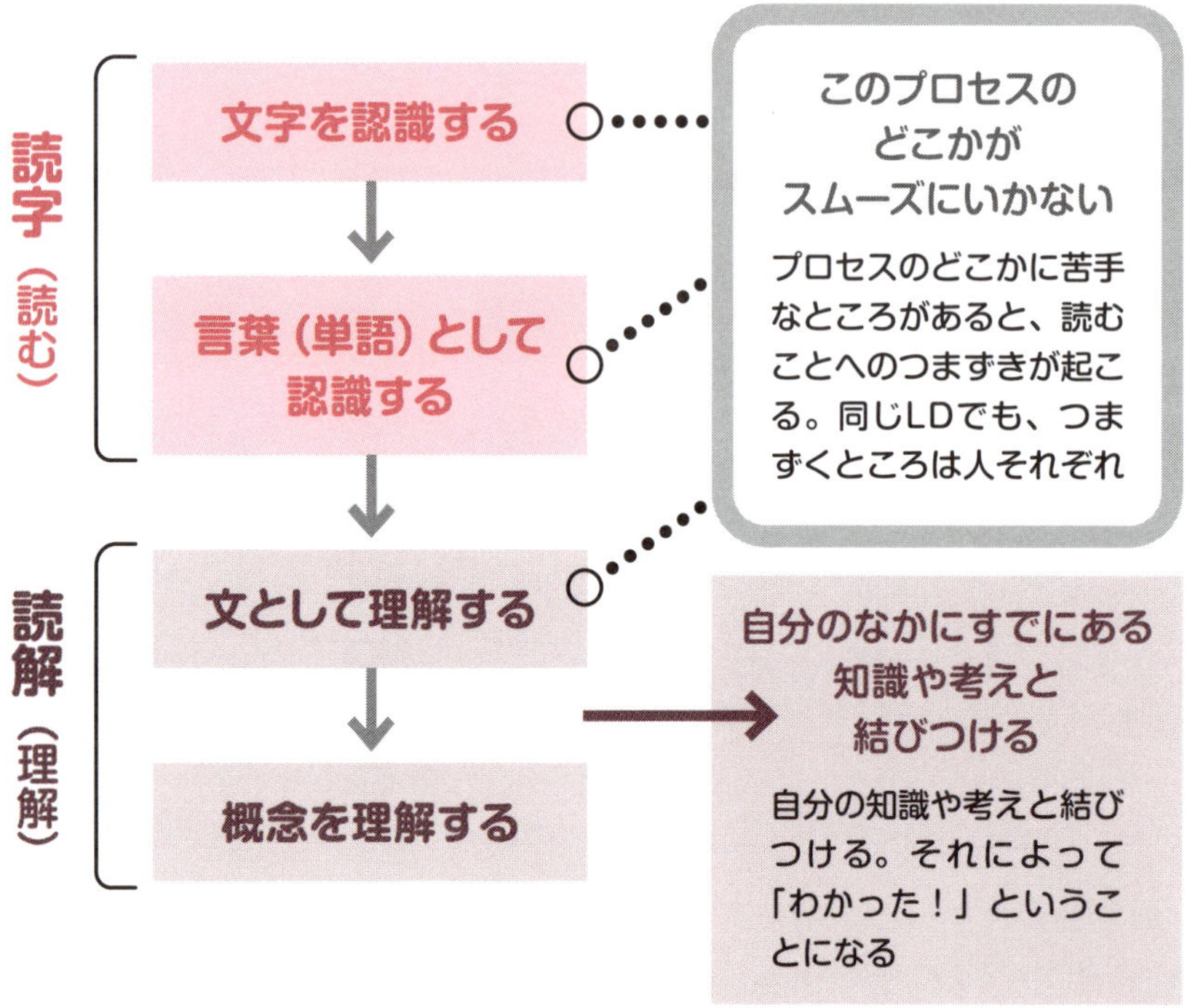
読字（読む）
文字を認識する
言葉（単語）として認識する
読解（理解）
文として理解する
概念を理解する
このプロセスのどこかがスムーズにいかない
プロセスのどこかに苦手なところがあると、読むことへのつまずきが起こる。同じLDでも、つまずくところは人それぞれ
自分のなかにすでにある知識や考えと結びつける
自分の知識や考えと結びつける。それによって「わかった！」ということになる

読むプロセスにつまずきがある

本だけでなく、宣伝広告やスマートフォンのニュースなど、私たちの周りには言葉（文字）があふれています。これらを「読む」ためには、脳内でいくつかのプロセスを経る必要があります。

文字をとらえ、言葉（単語）として認識するまでがいわゆる「読字（読む）」で、文章としてわかり、その概念を理解するのが「読解」と呼ばれるものです。

LDがある場合、一連の読むプロセスのどこかでつまずきがあります。これには「音韻認識」「デコーディング（→P36）」「デコーディングの自動化（→P37）」と三つの要因があるとされています。

音韻認識が弱い

私たちの言葉は「音（音韻）」で構成されています。ＬＤの場合、この音韻を認識しづらいために言葉を理解しにくいことがあります。

●通常

りんご

音韻認識

り＝ri　ん＝n　ご＝go

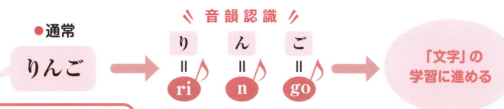

「文字」の学習に進める

言葉の音を認識して操作できる

音韻認識がはたらくと、「りんご」という言葉を聞いたとき「ri ／ n ／ go」という３つの音に分割し、それぞれが対応する文字と結びつけることができる

結果、スムーズに読むことができる

●LDの場合

りんご

？　？　？

？　？

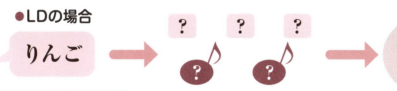

「文字」の学習がなかなか進まない

言葉の音を認識して操作するのが難しい

音韻認識が弱いと、「りんご」という言葉を聞いても、その言葉を構成する音が瞬時にわからず、対応する文字とも結びつけることができない

文字の学習が難しいため、「読み」にまで進めない

言葉あそびに興味がない

しりとりや逆さ言葉、「た」ぬき言葉などの言葉あそびは、言葉の音を取りだして並べ替えるもの。音韻認識が弱いと、こういったあそびがうまくいかず、興味がわかない傾向がある

聞いた言葉を音に変換するのが難しい

読みのプロセスを困難にする大きな要因の一つが「音韻処理」です。言葉は複数の「音」の集まりです。言葉を聞いたとき、私たちは言葉を構成する音を分割して、対応する文字を学習することができます。

ＬＤの場合、この音韻認識が弱いために、読みが困難になっていることがあります。音の要素がわからないということは、それに対応する文字を見つけることができないということだからです。結果、「読み」の学習がなかなか進まなくなります。

背景にある特性

文字を音にする「デコーディング」が弱い

目で見た文字を脳内で処理することで初めて「読む」に進めます。LDのなかには、このプロセスが苦手な場合があります。

デコーディングが弱いとこうなる

私たちは文字を見たときに、それを音に変換（デコーディング）することで、理解しています。LDでは、このデコーディングに不具合が生じていることがあります。

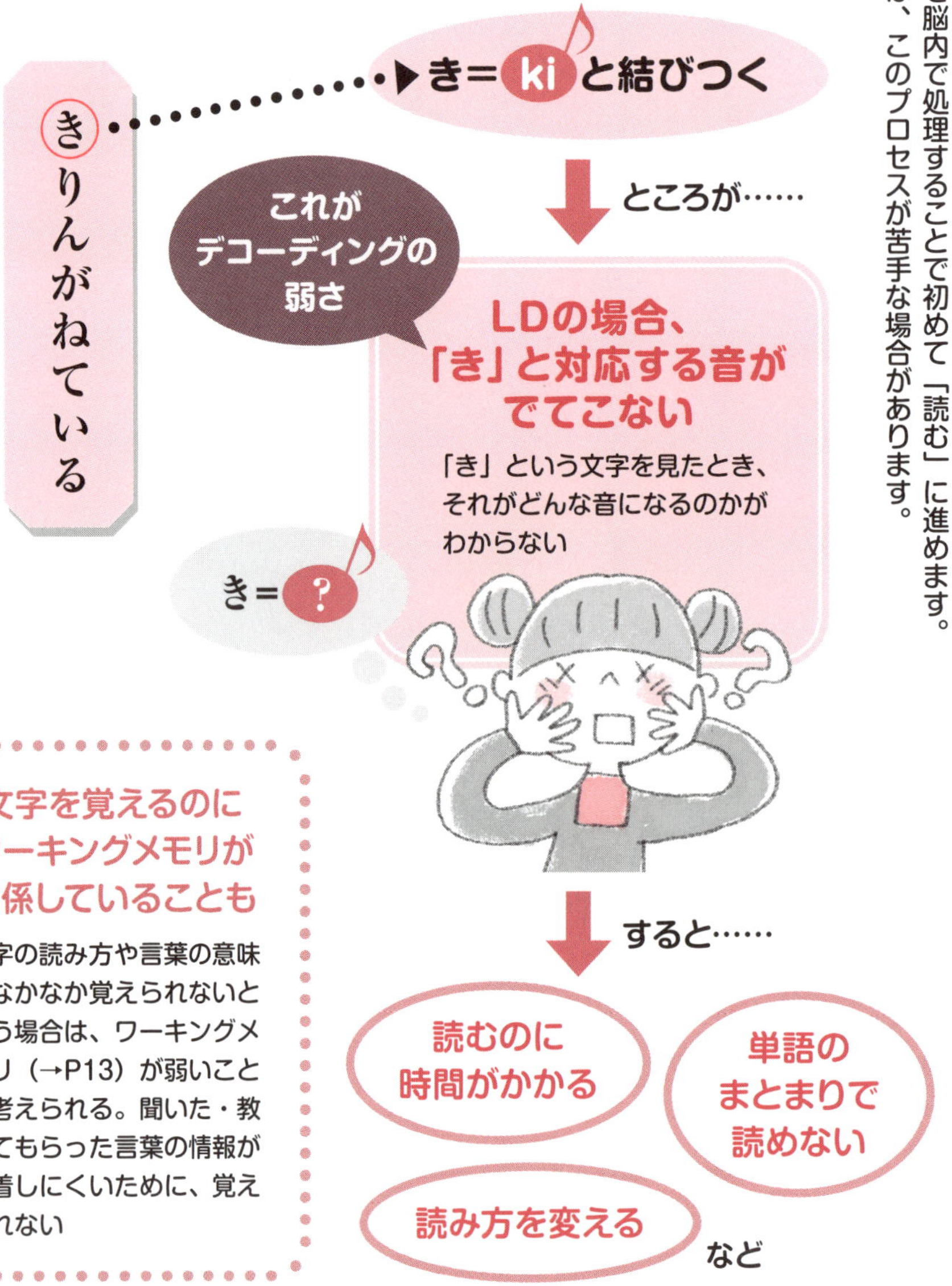

きりんがねている
▶き＝ki と結びつく
ところが……
これが デコーディングの 弱さ
LDの場合、「き」と対応する音がでてこない
「き」という文字を見たとき、それがどんな音になるのかがわからない
き＝？
すると……
読むのに 時間がかかる
単語の まとまりで 読めない
読み方を変える
など

文字を覚えるのにワーキングメモリが関係していることも

文字の読み方や言葉の意味がなかなか覚えられないという場合は、ワーキングメモリ（→P13）が弱いことも考えられる。聞いた・教えてもらった言葉の情報が定着しにくいために、覚えられない

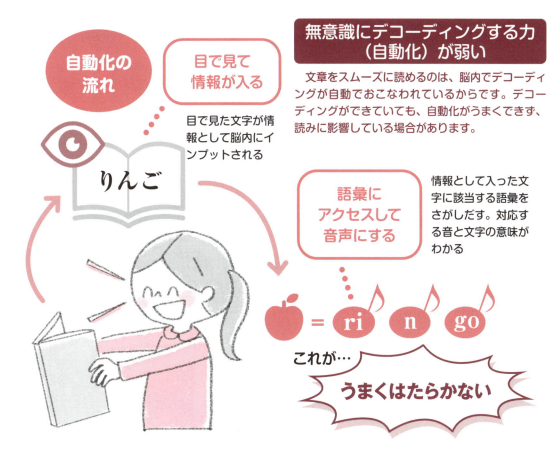

無意識にデコーディングする力（自動化）が弱い

文章をスムーズに読めるのは、脳内でデコーディングが自動でおこなわれているからです。デコーディングができていても、自動化がうまくできず、読みに影響している場合があります。

文字に対応する音がさがせない

「読む」プロセスに深く関わっているものに「デコーディング」があります。

デコーディングは、簡単にいうと、目で見た文字を音に変換する力のことをいいます。

35ページで言葉は複数の「音」の集まりだと述べました。つまり、書かれた文字は、もともと音であった言葉を、私たちが目で見て認識できるように「記号」としてあらわしたものです。この記号を、もともとの音の形に戻すのがデコーディングです。読むことに慣れると、無意識におこなわれるようになります（自動化）。

これらがうまくはたらいていないと、「文章を読む」というのは、さながら暗号解読のようなもの。一つひとつ文字を解読していくことになり、スムーズに進みません。

このような読みづらさの根本的な原因をなくすことはできませんが、工夫で負担は軽減できます。

「書く」の困りごと①

黒板の文字を書き写すのが難しい

LDのなかには、読みは大丈夫だけれど、文字を書くことが極端に苦手という子もいます。黒板の文字を写すのにも苦労しています。

文字の形の誤り、書き間違いが多い

書くことが苦手なLDの場合、正しい表記がなかなか思いだせません。

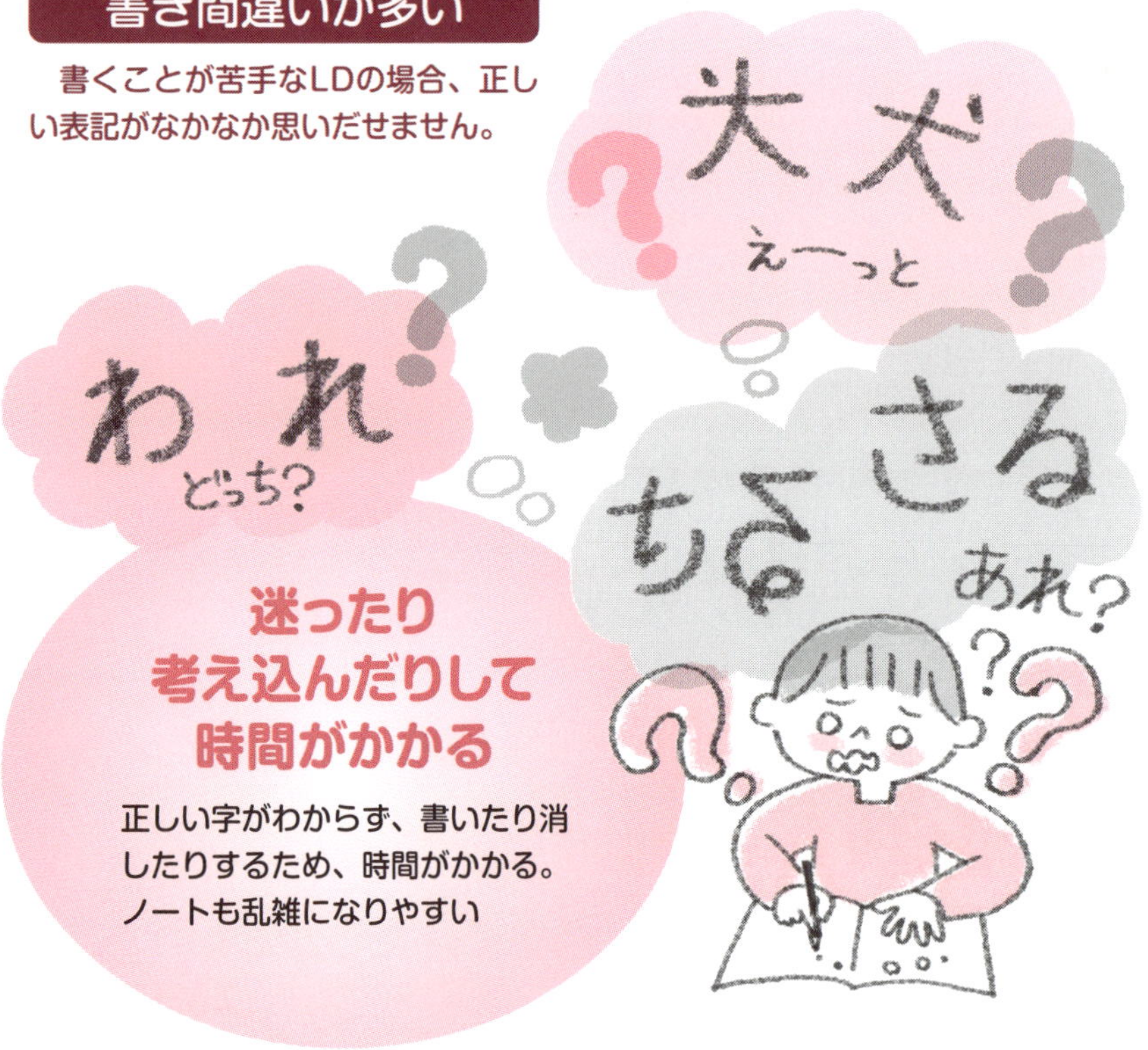

迷ったり考え込んだりして時間がかかる

正しい字がわからず、書いたり消したりするため、時間がかかる。ノートも乱雑になりやすい

書くスピードがゆっくり。どこまで書いたのか見失う

書くことが苦手かどうかは、子どものノートやテストの答案用紙を見ると気がつきやすいです。書き間違いや形が極端に乱れた字、へんとつくりが入れ替わっている漢字などがよく見られます。特殊音節（→P32）を無意識に抜かしていたりすることもあります。

書くことが苦手な場合、書くスピードがゆっくりです。ほかの子たちは書き終わっているのに、一人だけ時間がかかることがあります。黒板の文字をどこまで写したのかわからなくなる子もいます。

また、書けていても、読み返すとなにを書いたか本人もわからないことがあります。

こんな書き方になることも

正しく書こうとしているのに、どうしてもどこかが違ってしまう……。本人も理由がわからず、困っています。

文字の左右が入れ替わる、鏡文字を書く

漢字のへん(左側)とつくり(右側)が入れ替わったり、鏡に映ったように左右が反転したりする(鏡文字)

形が似ている字に書き間違える

「わ」と「れ」、「シ」と「ツ」、「ソ」と「ン」など、形が似ている文字を間違えやすい

黒板の文字をどこまで書き写したのか見失う

ノートと黒板を交互に見ながら書くのが苦手で、どこまで書き写したのかわからなくなってしまう

カタカナが苦手

カタカナはLDのある子には判別が難しい場合がある。似た形や縦・横に棒が並んでいるだけに見えて混乱する

ノートのマス目に文字をおさめて書けない

文字が極端に大きくなり、マス目の枠内からはみだしてしまう。マス目の枠内におさめようとして形がいびつになる

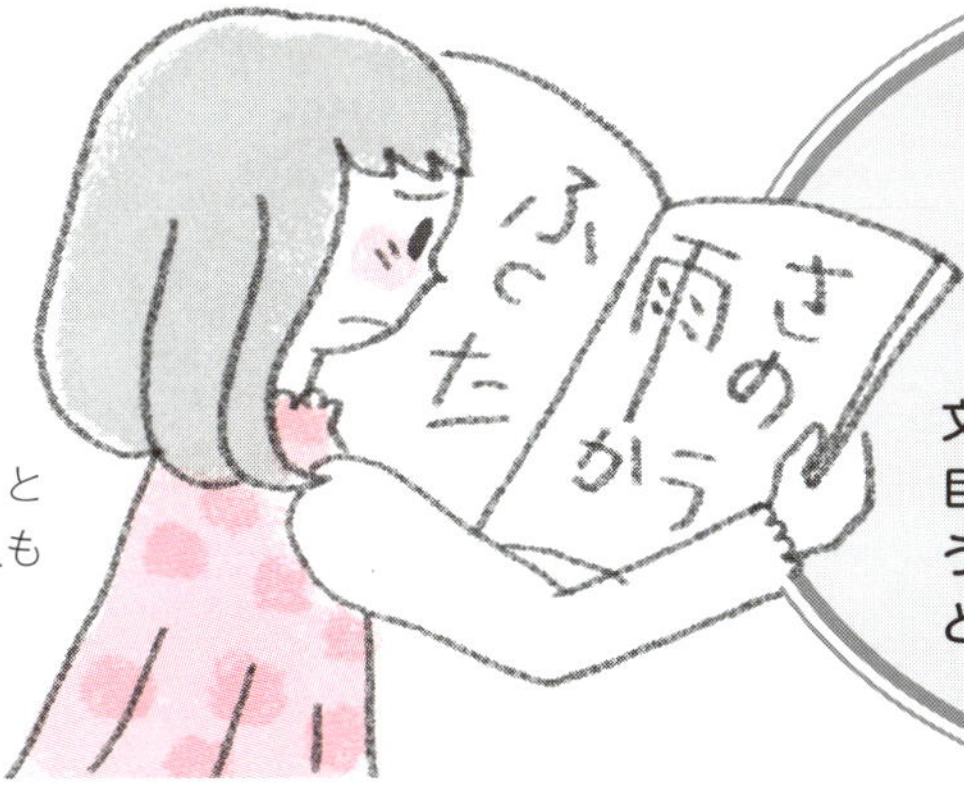

「なんか違う」というのは、本人もわかっている

「書く」の困りごと②

漢字の書きとりや長い文章を書くのが苦手

漢字の書きとりは、LDのある子どもにとって最も苦手なことの一つです。作文や日記などで長い文章を書くことが難しい子もいます。

漢字と長文は苦手なことが満載

書くことに困難がある場合、特につまずきやすいのが漢字の学習です。小学校低学年で習うシンプルな漢字も難しいことがあります。漢字の音読み・訓読みで混乱する子もいます。学年が進むにつれて漢字の難易度が上がると、さらに負担が大きくなります。

作文や日記などで長い文章を書くことも苦手です。文字を書くこと自体もたいへんですが、接続詞や助詞の使い分けができなかったり、語彙が少なかったりすることが影響します（→P43）。

そのため、結果として単調な文章になったり、途中で筆が止まったりしがちです。

漢字がでてこない

漢字の形は複雑です。「林」や「明」のようにへんやつくりなど、複数のパーツの組み合わせがあります。その形や配置などを覚えられないと、なかなか書くことができません。

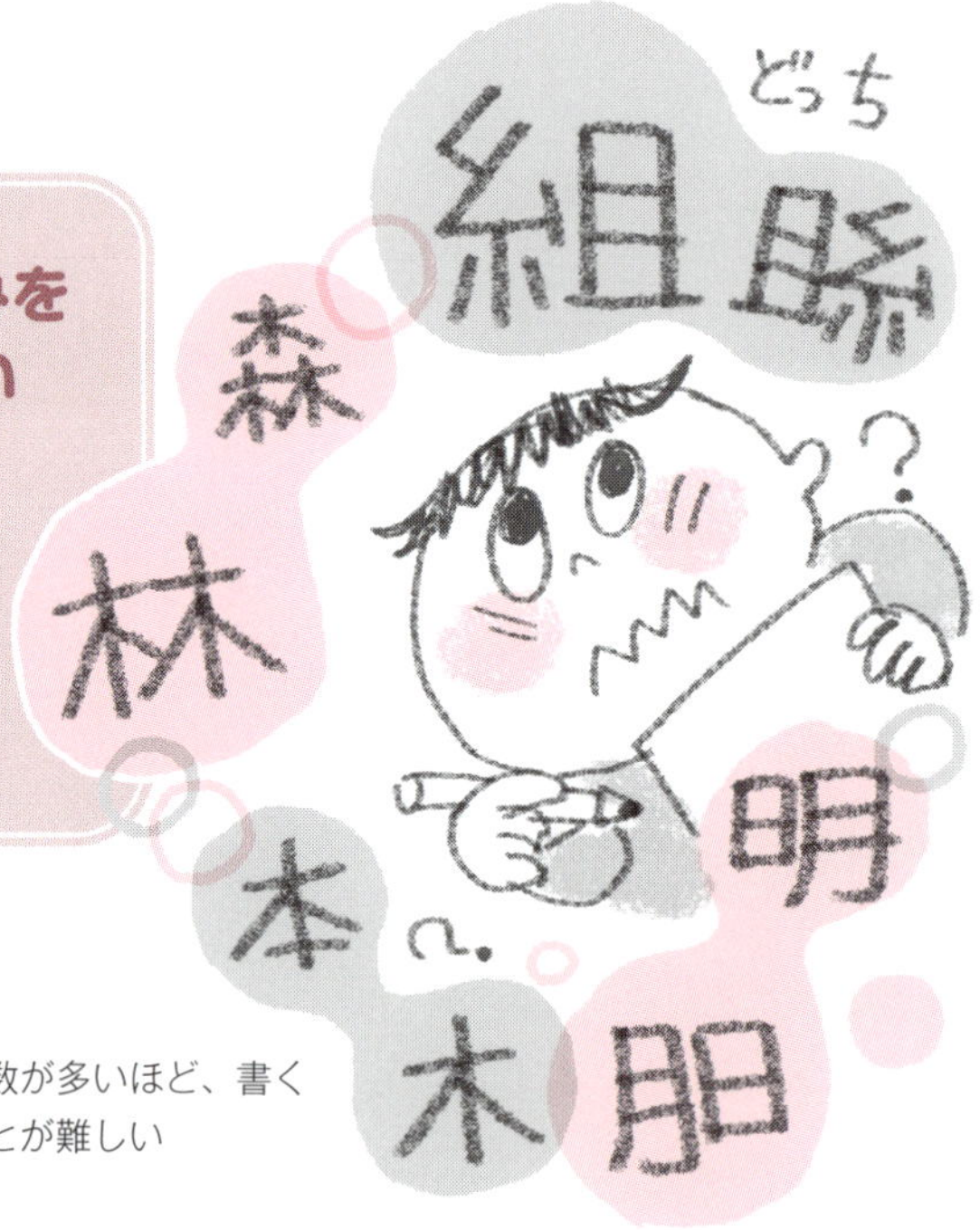

画数が多いほど、書くことが難しい

音読み・訓読みを理解できないことも

同じ漢字なのに音読みはわかっていても、訓読みになるとわからなくなる

こんな困りごともある

LDで漢字が苦手な子には、以下のような特徴が見られます。

漢字テストは空欄が目立つ

漢字を思いだせなかったり、思いだすのに時間がかかったりするため、制限時間内に解けない

部分的に間違っている漢字が多い

とめ・はね・はらいなどの細かい部分が正しく書けていないことがよくある

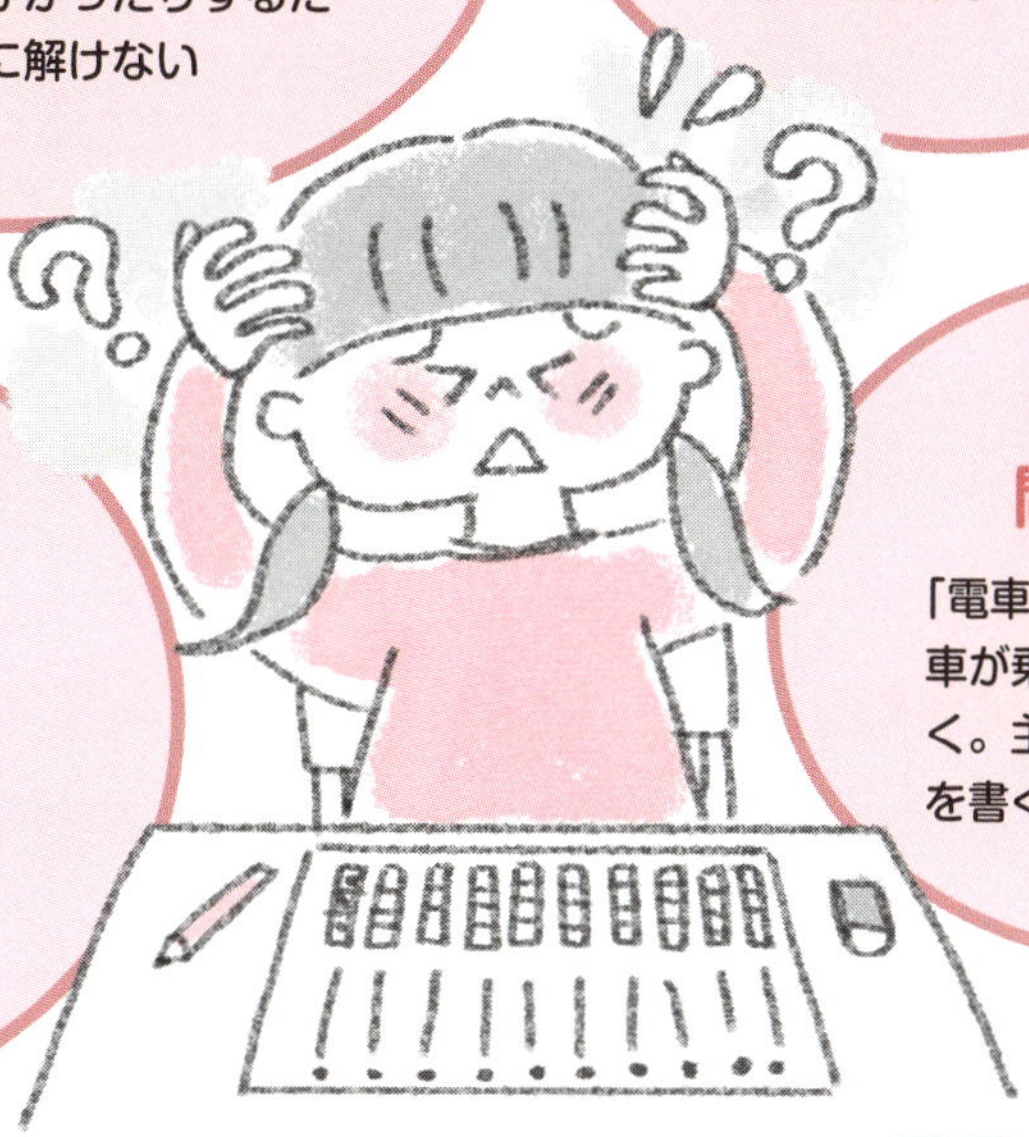

形が似ている漢字と混同する

「日」「目」「月」などの形が似ている漢字を混同することがよくある。また、似た漢字を間違って覚えていることもある

文法を間違える

「電車に乗った」を「電車が乗った」などと書く。主語が抜けた文章を書くこともある

書けているが、漢字の形が崩れている

漢字の形やバランスが乱れていて、判別しにくい字になっている

単純、単調な文章しか書けない

「○○しました」「楽しかったです」「おもしろかったです」など、文章が単調になりやすい

背景にある特性

視覚認知力や協調運動などが関係する

漢字を学習するにはいくつかのプロセスを経る必要があります。見た情報の処理がスムーズにできないと、漢字を書くことが難しくなります。

漢字を習得するプロセスとは

漢字の場合、ひらがなに比べて形が複雑で、読み方もいろいろあるために難しさが増します。習得するには、いくつかのプロセスがあります。

漢字を習得するには

1. 形を見きわめ、正確にとらえる
2. 目でとらえた形を記憶する
3. 読み方や意味と文字（漢字）を結びつけて覚える
4. 記憶した形（漢字）を頭のなかで検索して思いだす
5. 頭に想起した漢字の形を正しく再現できるように手指を動かす
6. 細かいとめ、はねなどの形を正しく書く

LDのつまずきポイント

●視覚認知力

1～4のプロセスに関わる、視覚認知に弱さがある。視覚認知力には眼球運動や視空間認知などの視機能、つまり目でものをとらえる力も関係している

●協調運動

イメージどおりに手指を動かすプロセスにつまずきがある場合もある。えんぴつを握って文字を書くことがうまくできないといったことが起こる

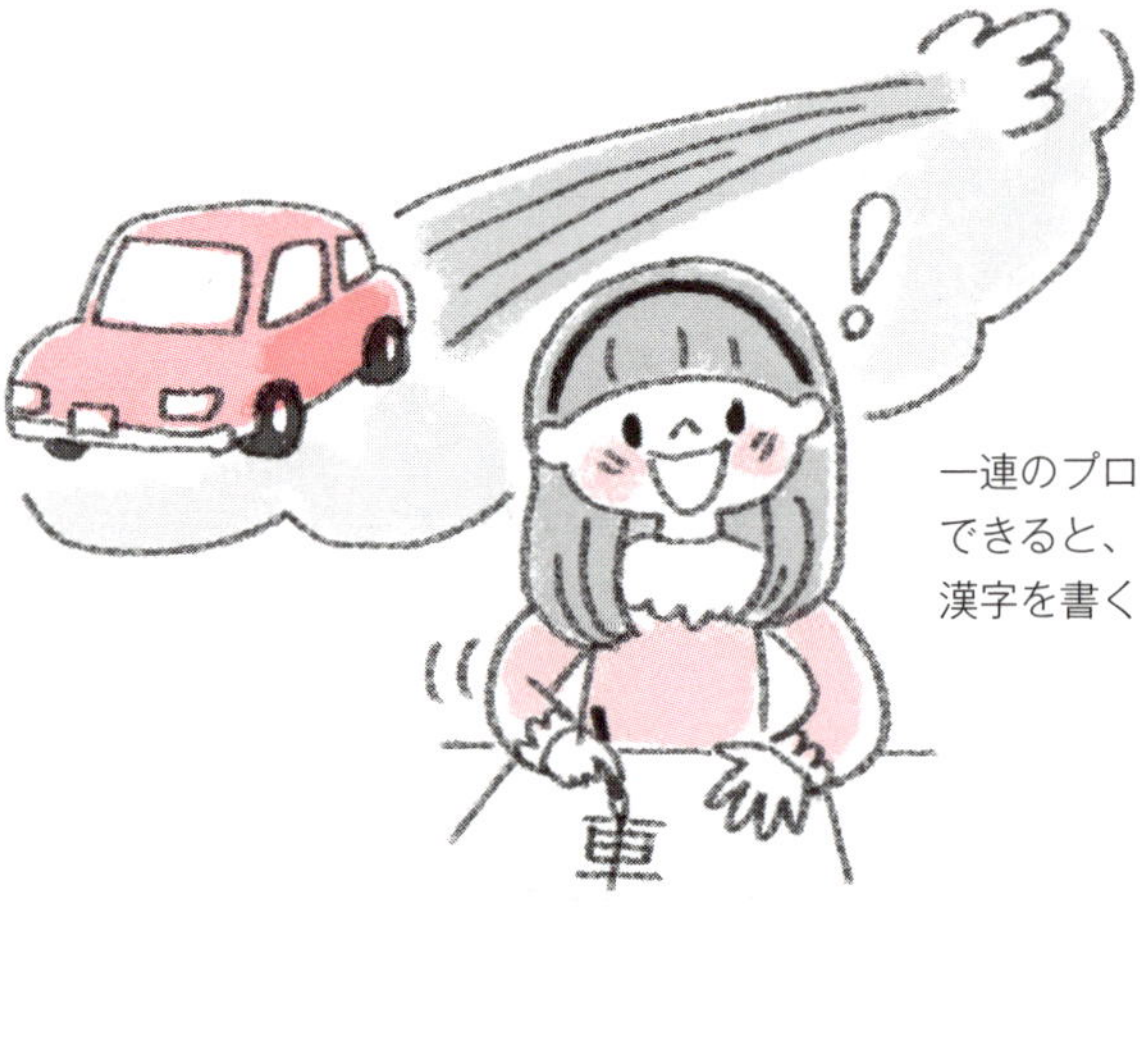

一連のプロセスがスムーズにできると、頭に思い浮かんだ漢字を書くことができる

「長い文章」を書くプロセスとは

文章を書くには考えをまとめ、順序立てて内容を構成する必要があります。LDで長文を書くことが苦手な子は、こうした作業が得意ではないのです。

作文や長い文章を書くには	LDのつまずきポイント
① すでにもっている知識や考え、経験などをもとに内容を構想する	●状況を正しく理解すること、順序よく説明すること 論理的思考が苦手で、順番や時系列に沿って内容をまとめることができない
② 文章を順序立てて構成する	●語彙と表現のしかた 言葉の意味の理解が弱く、語彙が増えにくい。単語をつなぐ助詞や語形の変化、接続詞の正しい使い方の知識が定着していない。自分の気持ちや意見を伝えるのに適した言い回しや表現を思いつかず、単調になってしまう
③ 正しい日本語の表記、筆記で文章を書く	●文字を書くことそのもの たくさん文字を書くこと自体に時間を要する。言葉をすぐに思いだせないために時間がかかることも

視覚から得た情報をうまく処理できない

読み書きには「音韻認識」の弱さや「デコーディング」の弱さなども関係していますが（→P35〜37）、漢字の場合は目から得た情報の処理も重要です。

漢字の形を正確にとらえて記憶するには視覚による情報処理が必要です（視覚認知）。単に字が見えるというだけでなく、その字の形や意味、使い方なども記憶しなければなりません。

漢字を書くときにはその記憶を正確に思いだし、手指と連携させて文字を書きます。これらのプロセスにつまずきがあるとスムーズに書けなくなるのです。

長文が苦手なことには、論理的思考の弱さや語彙の少なさ、文法知識などが関係しています。例えば、作文を書くためには、自分が考えたことを整理し、順序立ててまとめることが必要です。書くことが苦手な子のなかには、こうした処理が難しい場合があります。

「計算・推論」の困りごと①

たし算やひき算ができない

計算が苦手な子もいます。指を使わないと計算できないことも少なくありません。ふつうの計算はできるのに、文章問題になるとできなくなる子もいます。

算数の授業、テストで困っている

算数が苦手なタイプのLDでは、下記のような困りごとがあります。

数をかぞえるのが難しい

1、2、3と言いながら、数をかぞえることができない。口でかぞえている数と、手の動きが正しく連動していないこともある

表記ミスが多い

「4120」と書こうとしても、400012や412としたりする。数の大きさがよくわからない

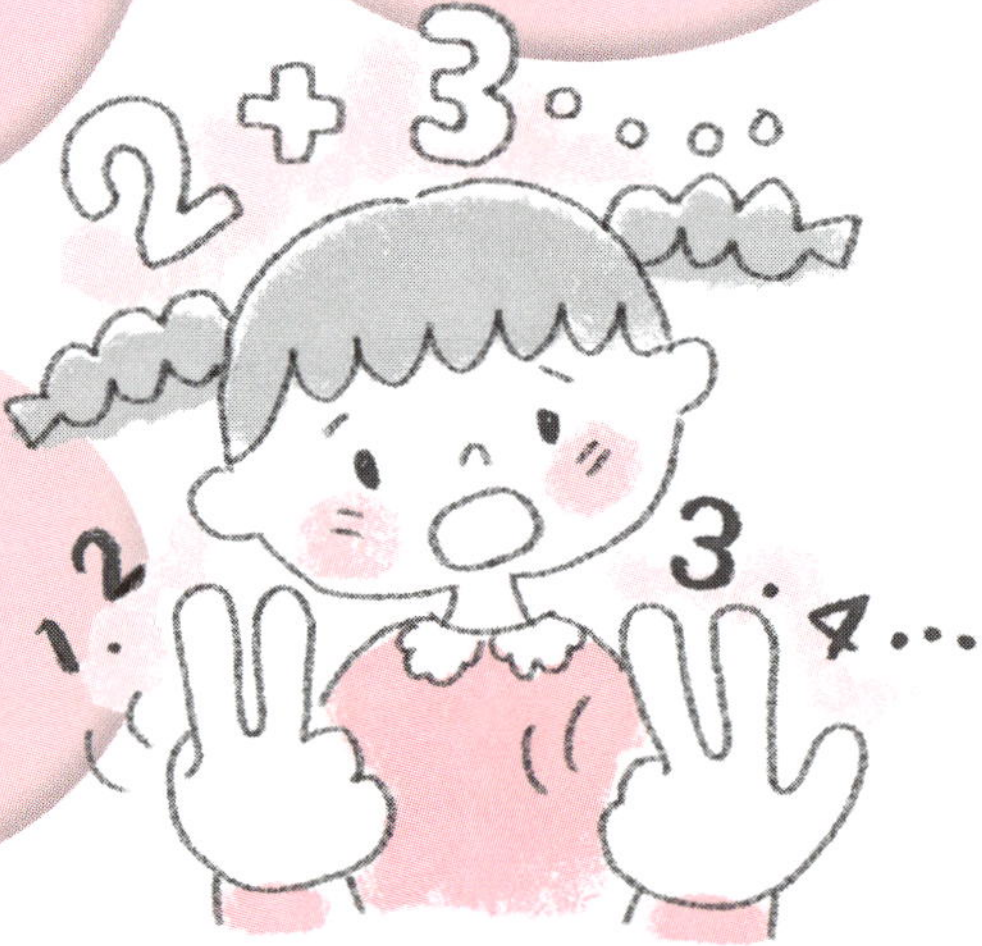

たし算・ひき算がわからない

1桁のたし算・ひき算でも計算を間違えやすい。あるいは計算ができない

九九を覚えられない

九九は暗記できているのに、応用して使えないこともある

2桁以上の計算ができない

1桁の計算はできるが、2桁以上だとわからなくなる。筆算のくり上がり・くり下がりがわからず計算を間違える

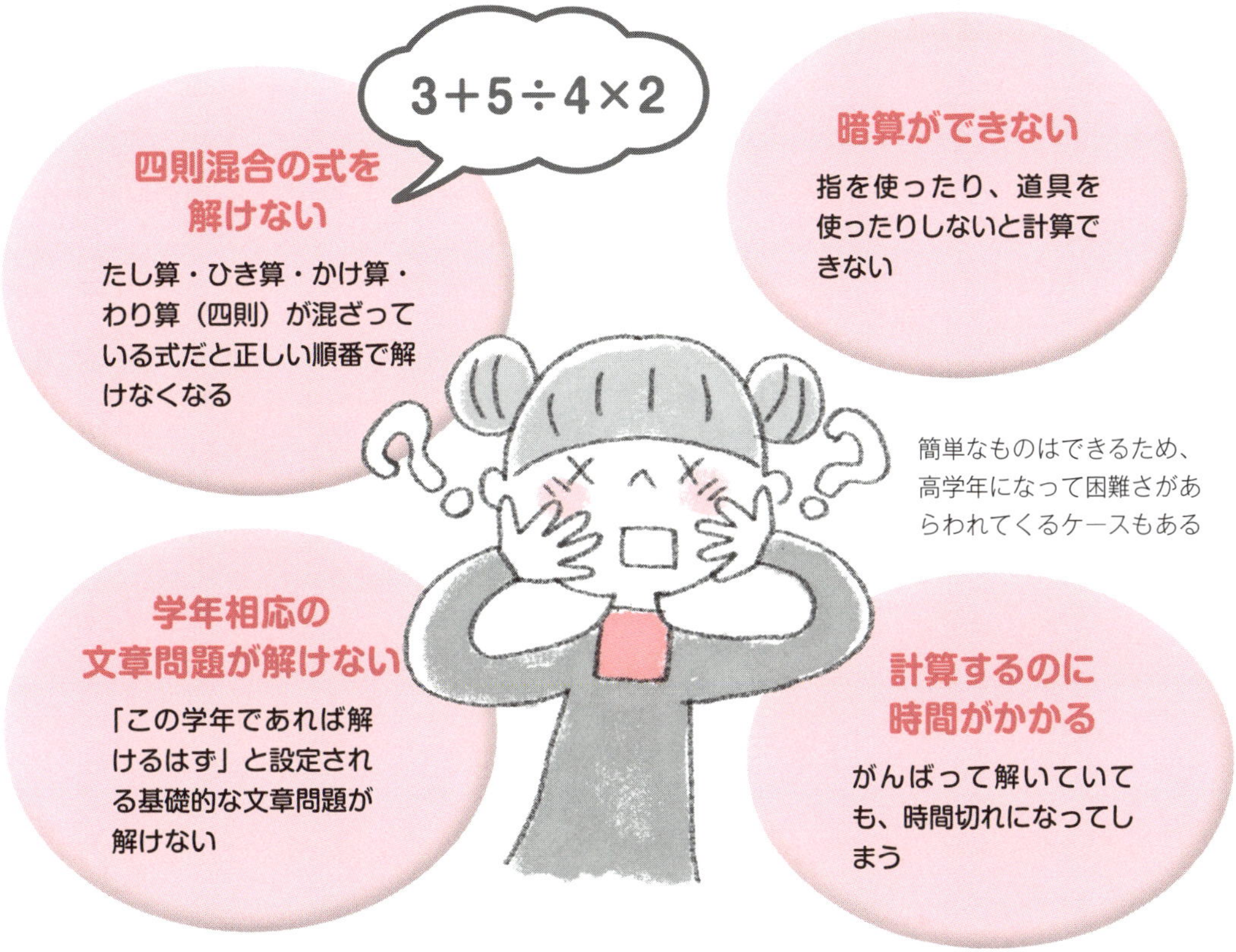

3＋5÷4×2
四則混合の式を解けない
たし算・ひき算・かけ算・わり算（四則）が混ざっている式だと正しい順番で解けなくなる
暗算ができない
指を使ったり、道具を使ったりしないと計算できない
簡単なものはできるため、高学年になって困難さがあらわれてくるケースもある
学年相応の文章問題が解けない
「この学年であれば解けるはず」と設定される基礎的な文章問題が解けない
計算するのに時間がかかる
がんばって解いていても、時間切れになってしまう

ほかの教科に比べて算数が極端にできない

ＬＤには算数が苦手なタイプがあります。ほかの教科や読み書きでは特に困っていないのに、算数だけが極端に苦手なのです。

小学校一年生の算数といえば、数のかぞえ方や数字の書き方、一桁のごく簡単なたし算・ひき算から始まりますが、その段階でつまずいてしまいます。

一桁のたし算・ひき算でつまずくと、桁が増えたり、筆算をしたりするときにも難しさが生じます。学年が上がり、九九やわり算などがでてくると、困難さに拍車がかかることになります。

算数の困りごとは同じＬＤでも幅があります。数字の理解でつまずいたり、計算をうまく進められなかったりと、悩みはそれぞれです。最適なアプローチはその子の特性によって変わりますが、数字の理解を助ける工夫（→P80〜83）など、できることはいろいろあります。

「計算・推論」の困りごと②

文章問題の解き方がわからない

特に算数の文章問題でつまずくケースが目立ちます。ものごとの事象から予測や仮説を立てたりすることも苦手です。

読みとって計算するのが苦手

ふつうの計算問題はスラスラ解けるのに、文章問題になるとどうすればよいのかがわからなくなる子もいます。

図形やグラフ、表を使った計算ができない

図を見ても、どういう計算式にすれば面積などの答えがだせるのかわからない

文章を読んで、計算式に置き換えることができない

答えをだすためには「たすのか、ひくのか」「かけたり、わったりするのか」といったことがわからない

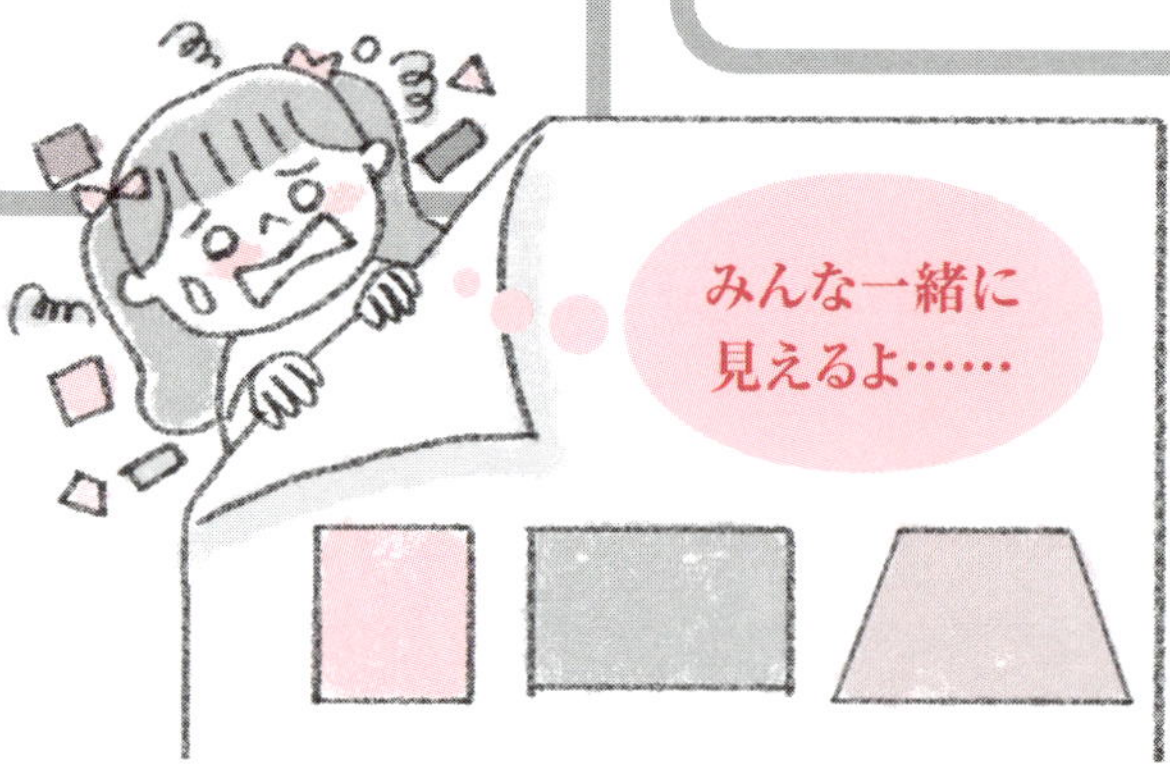

正方形や長方形など図形の違いがわからず困ることもある

文章から筋道を立てて推測することが苦手

読み書きができないわけではないのに、算数の文章問題になると、どうしたらいいのかわからなくなったり、予測して答えることが特に苦手だったりする子がいます。

例えば、「鳥が五羽いました。二羽飛んでいきました。そのあと三羽やってきました。残ったのは、全部で何羽ですか？」といった問題になると困ってしまいます。

計算そのものが苦手で進まないというのではなく、文章を読みとって数式を立てるということが苦手なのです。

学年が上がって理科の授業があったときに、実験に基づいて考察するのが難しいこともあります。

こんな困りごともある

文章問題や推測が苦手な子の場合、下記のような困りごとがある場合もあります。

「この先はどうなる？」に答えることができない

物語の展開でこのあとどうなるかとか、この人物はどう思っているかといったことを聞いても答えられない

長さやかさの比較が苦手

「どちらが長い？　短い？」「どちらが多い？　少ない？」といった比較をすることが難しい

「こうなったら、こうなる」と考えることが苦手

「密閉された容器のなかではロウソクの火はどうなる？」といった、ある事柄から結果を予測することが難しい

早合点してしまう

よく確認せず、目の前にあることから判断してしまう。ときに飛躍した考えになることも

計画し、必要に応じて修正することが苦手

目的に応じて行動・計画すること、それを必要に応じて修正しながら実行することが難しい

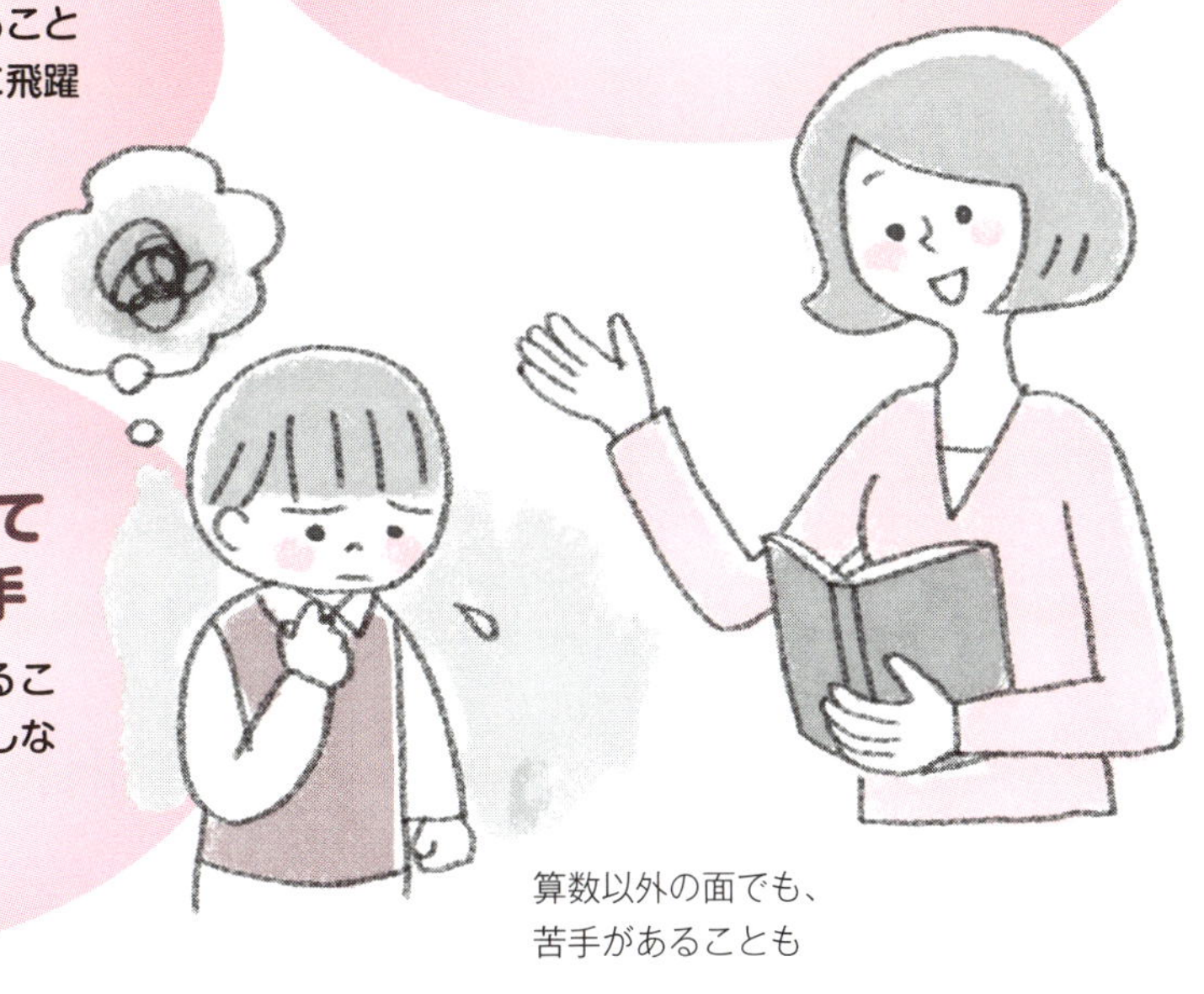

算数以外の面でも、苦手があることも

背景にある特性

数の概念の理解や論理的思考が苦手

数の概念や計算の手続きがわからない、論理的思考が苦手など、計算や推論が苦手な要因はいくつか考えられます。

数や量の理解、計算の決まりごとがわからない

算数が苦手なLDのタイプでは、算数理解に必要な下記の要素などに不足がみられます。

「数処理」や「数・量の概念」

- 数処理：数詞（数を表す言葉）と表記される数字、具体物（もの）との対応関係を理解できること。例えば、りんごが１個あるとき、そのりんごを見て「いち」とかぞえられ、数字の「１」として表記できると理解できる
- 数・量の概念：順番や量の「多い・少ない」、「大きい・小さい」といったこと

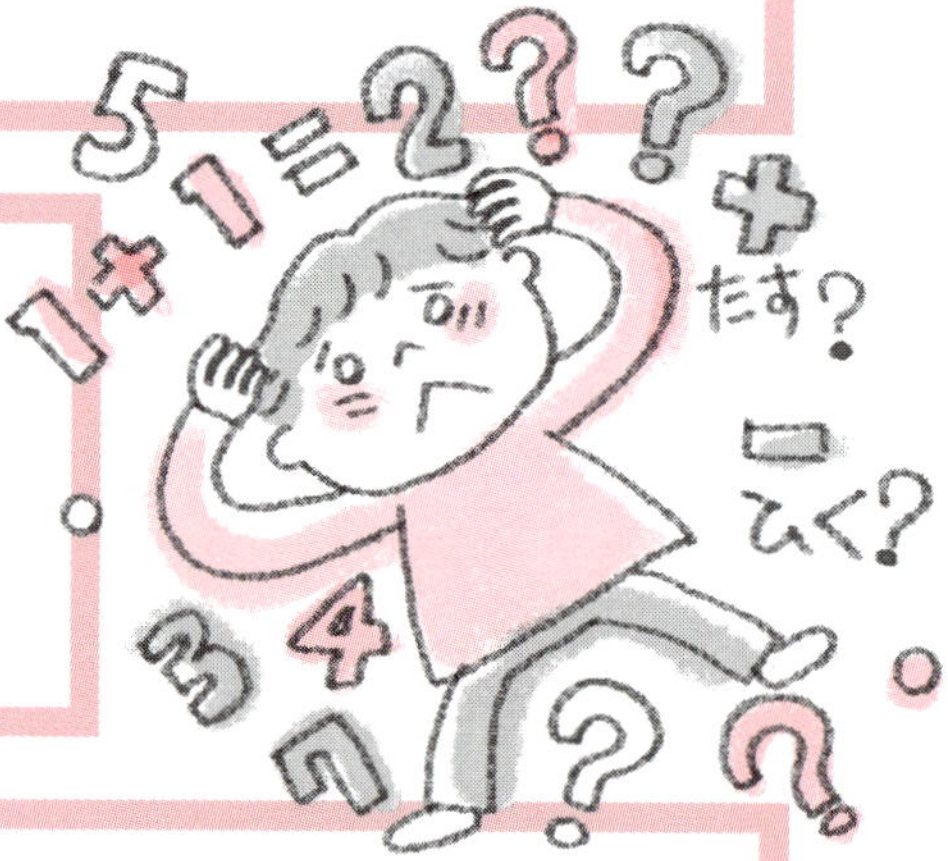

「計算の手続き」

筆算でくり上がり・くり下がりなどのルールをおさえながら、処理すること

「数的事実の記憶」

簡単なたし算・ひき算はくり返し解くことで記憶に定着する。そのため、いちいち計算しなくても、やがて「２と５をたすと7」「20から５をひいたら15」などと、頭のなかでパッと答えがでるようになる。このような知識が数的事実

答えに結びつけることが難しい

文章問題が苦手なのは、単なる読解力だけの問題ではありません。

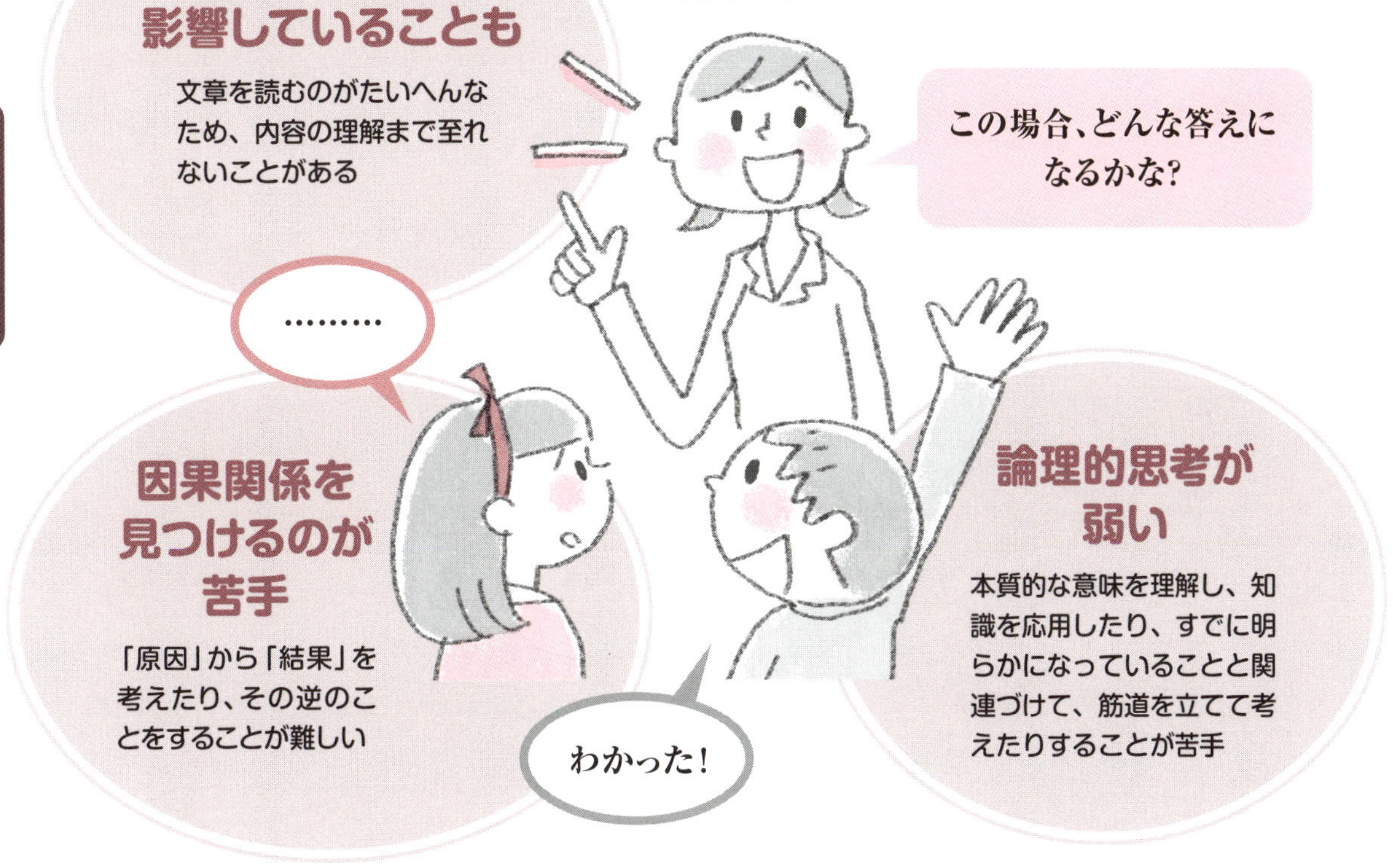
読みの困難さが影響していることも
文章を読むのがたいへんなため、内容の理解まで至れないことがある
この場合、どんな答えになるかな？
……….
因果関係を見つけるのが苦手
「原因」から「結果」を考えたり、その逆のことをすることが難しい
わかった！
論理的思考が弱い
本質的な意味を理解し、知識を応用したり、すでに明らかになっていることと関連づけて、筋道を立てて考えたりすることが苦手

必要な能力のどこかにつまずきがある

算数の基礎となるのが「数処理」と「数・量の概念」の理解です。算数が苦手なLDでは、この部分につまずきがあり、数そのものがわからず、計算が進まないことがあります。

また、計算するための必要な手続きがわからないために、スムーズに計算することができないケースがあります。複雑な計算をするために必要な「数的事実の記憶」につまずきがみられることもあります。

特に算数の文章問題の苦手さは読解力の弱さだけでなく、数式の意味の理解が困難で、文章と数式を結びつけられないといったことも大きく影響しています。文章から論理的に数式を立てること（数的推論）が難しいのです。

そのほか、ADHDの併存により不注意の傾向が強い場合は、かぞえ間違いや計算間違いなどケアレスミスが起こりやすくなります。

「聞く・話す」の困りごと

話し合いができない、指示のとらえ違いが多い

先生の指示を聞いたり、友だちと話したりする場面になると、うまくいかない子がいます。コミュニケーションでの困りごとも見られます。

言葉でうまく表現できない

質問に答えるときや授業でなにかを発表するときに困ってしまいます。緊張してうまく話せないというわけではありません。

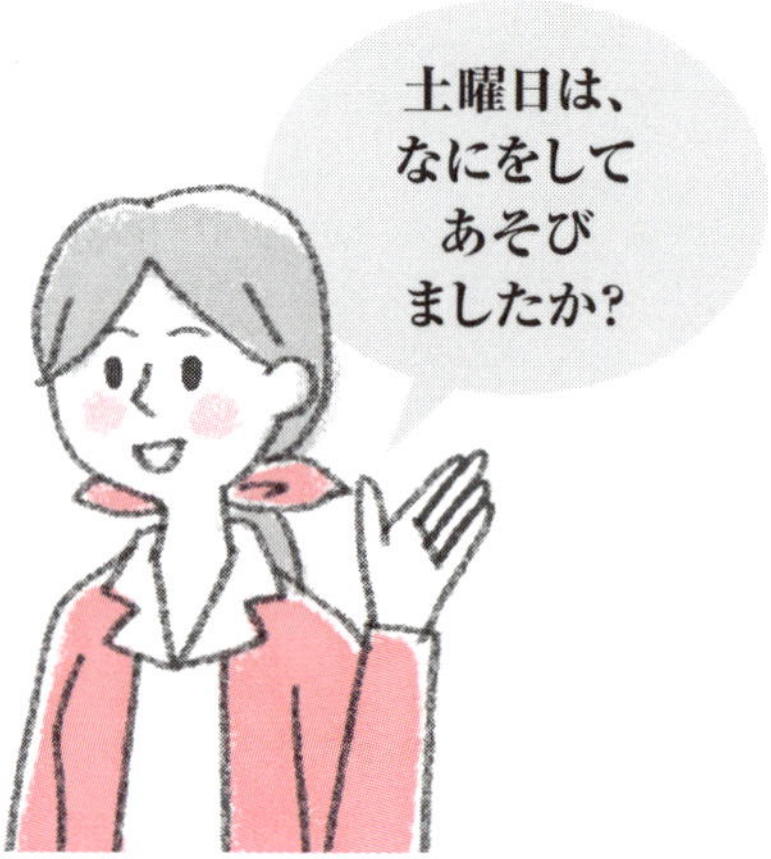
土曜日は、
なにをして
あそび
ましたか?

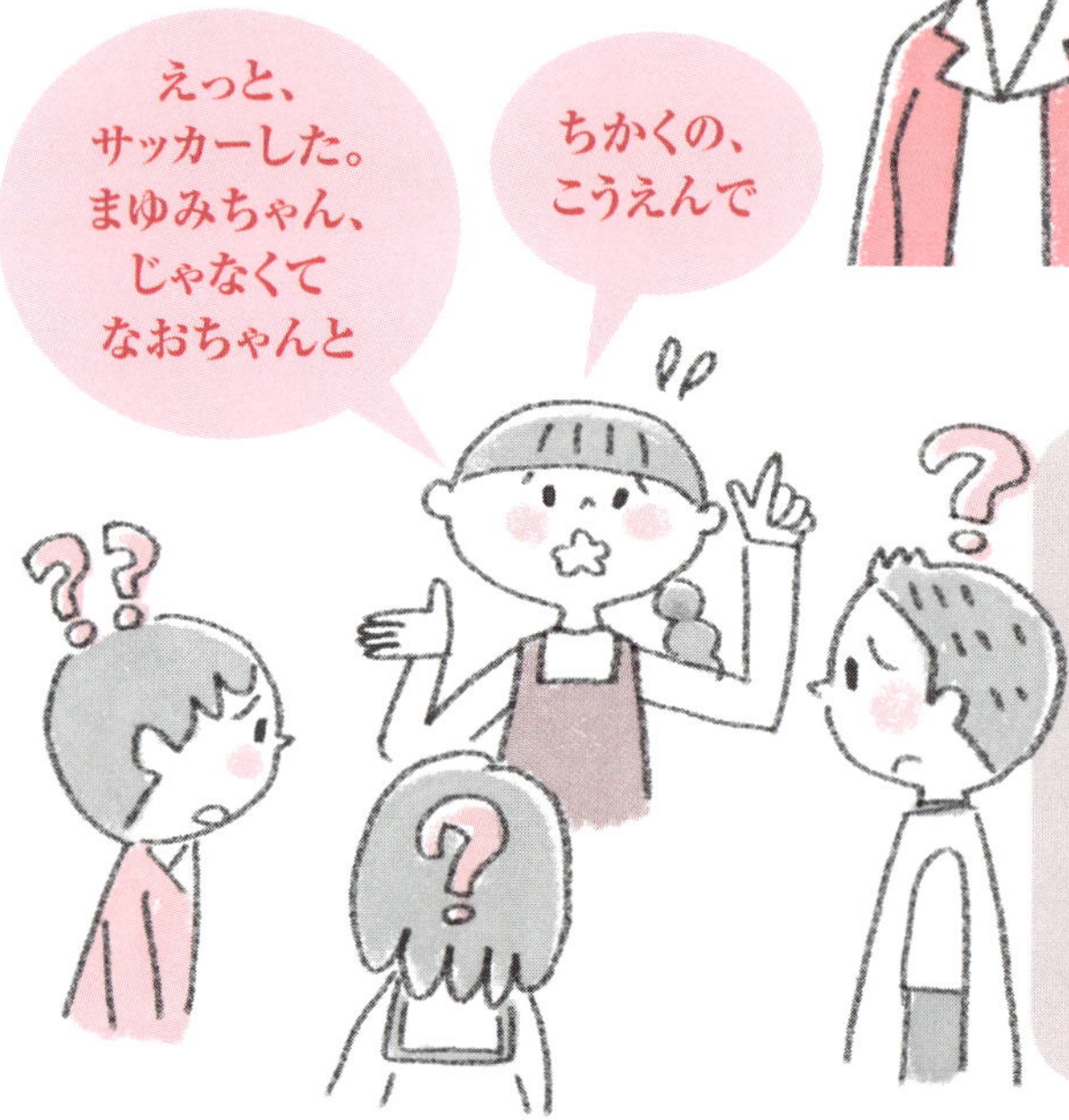
えっと、
サッカーした。
まゆみちゃん、
じゃなくて
なおちゃんと
ちかくの、
こうえんで

言いたいことが伝わらない

自分の意見を言葉で表現することが苦手。相手にわかるように順序立てて伝えることができない

言葉づかいが間違っている、文法的に誤った話し方をする

例えば、「パパとママを一緒にでかけた」というように「が・は・を・と」などの助詞の使い方を間違える

名前はわかっているのに、すぐに言葉にでてこない

知っているのに言葉がスッとでてこず、「あれ」とか「それ」としか言えない。あるいは、思いだすのに時間がかかって黙ってしまう

こんな困りごともよくある

授業中や勉強のときに困るだけでなく、ふだんの会話にも苦手が影響してしまいます。

質問されても「わからない」、「ない」と答えることが多い

的確に返事ができない。言いたいことがあっても、うまく表現できないので、「わからない」と言うしかないこともある

よく忘れ物をする、覚え間違いが多い、聞いたことを忘れる

宿題や持参するものを忘れることが多い。言葉を間違ったまま覚えてしまうことも

友だちとコミュニケーションをとるのが苦手

言葉がとぎれとぎれで、わかりやすく話せない。友だちと話していても「なにを言っているのかわからない」などとなる。相手の話を聞きとれずに、見当違いな受け答えをすることもある

聞き間違いが多く、一人だけ違う行動・動きをする

先生の指示を聞きとれない。一人だけ違う方向を見るなど、動作を間違えることがよくある

先生や友だちとのやりとりがうまくいかない

LDには、聞くことや話すことが苦手なタイプもあります。

聞くことが苦手だと、授業中に聞き間違いや聞きもらしが多く、ミスにつながります。

例えば、「プリントが終わったら、先生に渡してから教室をでるように」と指示されても、プリントを先生に渡さずに教室からでていってしまうのです。

一見、そそっかしい性格だと思われがちですが、単なる不注意ではなく、聞いて理解することやたくさんのことを聞いて覚えることが苦手なためだと考えられます。

対して、話すことが苦手な場合は、言語理解力などの弱さが関係しています（→P53）。

こうした弱さがあることで、言葉がうまくでてこず、話しているときにしどろもどろになります。また、黙りこんでしまうといったこともあり、友だちとの会話で困ることも少なくありません。

背景にある特性

聴覚情報処理や言語理解力が弱い

聞くこと、話すことの困りごとには、耳で聞いた情報を処理する力の弱さなどが関係しています。

聞きとる力と表現する力が弱い

相手の話を聞いていないから間違えるわけではありません。うまく聞きとれなかったり、表現することが苦手だったりすることが原因です。

聞く力の弱さがベースにある

耳から得た情報を頭のなかで適切に処理する（聴覚情報処理）ことが苦手。聞き間違いや聞きもらしが起こりやすい

↓

言われたことがよくわからずに考え込む、話をまとめられない

↑

語彙の少なさも影響する

言語理解力と記憶力の弱さがあると語彙が増えにくく、話すことの苦手さにつながる

聞こえ自体に問題はない

学習障害のなかで「聞く・話す」の困難が入るのはLD。SLDの定義には含まれない。LDの場合、聴覚そのものには問題はない

聞いて理解する力の弱さがある

授業中、先生の話を聞き間違えたり、友だちとの会話をうまく聞きとれなかったりするのは、聞いて理解する力の弱さが原因です。いわゆる聴覚障害ではなく、「聴覚情報処理」のことです。

聞いたことを脳で正しく処理する力が弱いため、聞き間違いや聞きもらしが起こります。

また、「話す」ことに困難がある原因としては、言語を理解する力が弱く、結果として記憶に定着しにくいために語彙が増えないことも関係しています。

こうした「聞く・話す」の困りごとには周囲の働きかけや、環境整備の工夫があります（→P84）。

言語理解力の弱さがある

語彙の少なさは、言語理解力が大きく影響している場合もあります。また、ADHDやASDが併存している子はその特性により話がかみ合わないことがあります。

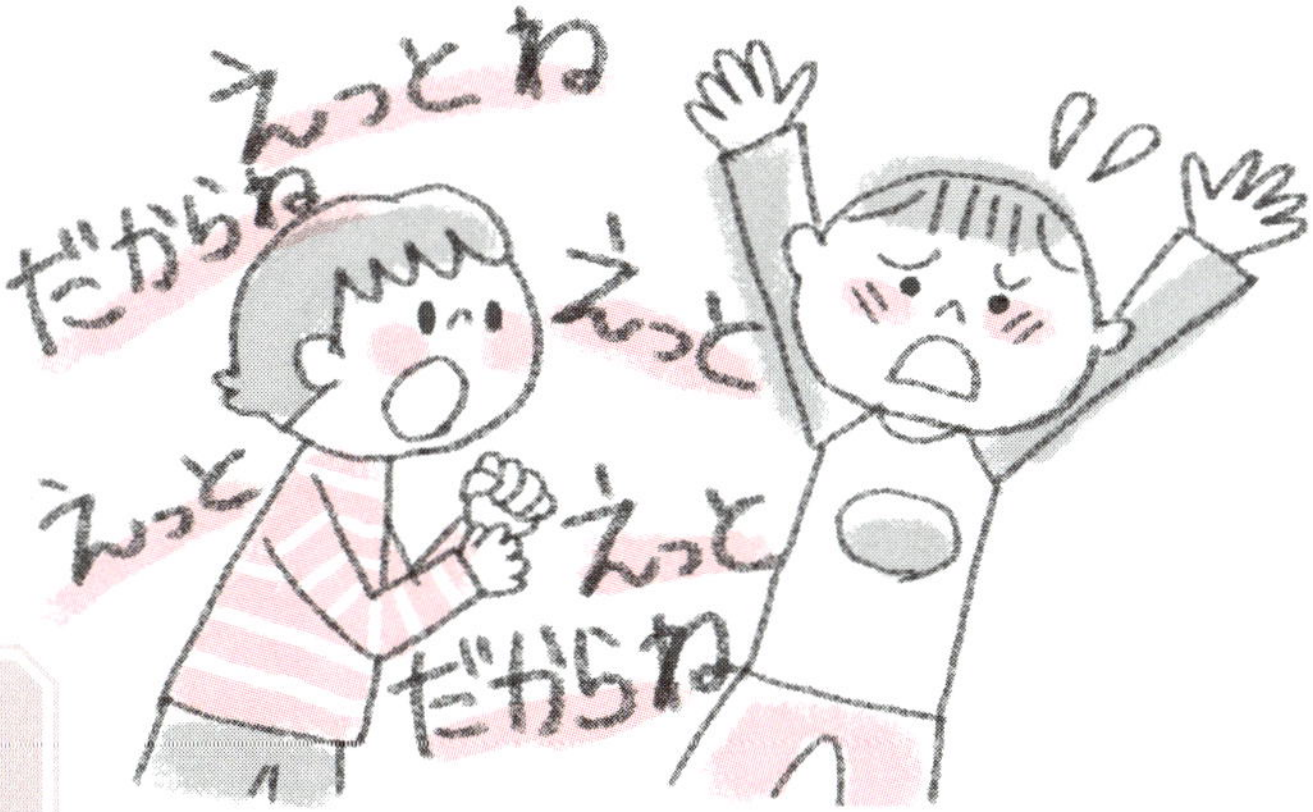

ADHD、ASDの特性が影響することもある

ADHDによる不注意の特性が強いと、聞き間違いや聞きもらしが多くなる。また、ASDでは「宿題が山のように」「足が棒になった」などのたとえを言葉どおりに受け取ったり、冗談が通じなかったりすることも

言葉の意味を理解する力が弱い

言葉の意味を理解する力（言語理解力）が弱いと、正しく使えるような記憶として定着しにくくなる。結果として語彙の少なさにつながる

↓

言葉がでてこない、うまく説明できない

語彙が少ないと、相手にわかりやすい表現にしたり、言葉を使い分けたりすることが苦手になる。また、「あれ」「それ」などの指示語が多くなる。すると聞いているほうは、なにを言っているのかわからなくなる

体操など体の動きを伴うミスは空間認知が関係している

体育の授業で「回れ右」と言われたときにみんなと反対側を向いたり、前後左右などに移動するときによく間違ったり、ほかの子にぶつかってしまう子がいます。

この場合、聞く力の弱さが影響していることもありますが、空間や位置関係を認知する力の弱さが関係していることも考えられます。

自分の体と周囲にある人・物体や空間との位置関係を把握する力が弱く、どっちにどう動けばよいのかすぐに判断できないのです。

COLUMN

LDによるストレスが二次障害につながることも

「がんばっても、できない」ことで苦しい

LDがあると、学校の授業やテストなどで困りごとが多くなりがちです。LDだと判明していないときには、そのことで本人が先生や保護者から注意を受けることがあります。

そんなとき、本人はミスをしないようがんばります。しかし、LDの特性によってどうしてもうまくできません。

そうしているうちに、ストレスが原因で体調不良が起こったり、学校に行きたくないと訴えたりするようになります。

子どもの訴えがあったときは、ひとまず学校を休ませて様子をみましょう。しかし、LDによって学校に行きたくなくなった場合、「ただ休む」だけでは問題は解決しません。休む期間が長期化すると、よけいに学校に行きづらくなります。早めに医療機関を受診し、体調や心のことを含めて相談したほうがよいでしょう。

早くから寄り添うことで二次障害が防げる

LDのある子にとって苦手な学習を続けるのは、運動が苦手な人が無理やり毎日スポーツに挑戦させられているようなものです。「できないことを、せざるを得ない」つらさに寄り添いましょう。

LDのある子が不登校になることは少なくありません。うつや不安障害が起こったり、小学校高学年や中学生になると非行にはしったりするケースもあります。

こうした二次障害を防ぐには、早期から適切な支援をおこない、サポートすることが大切です。

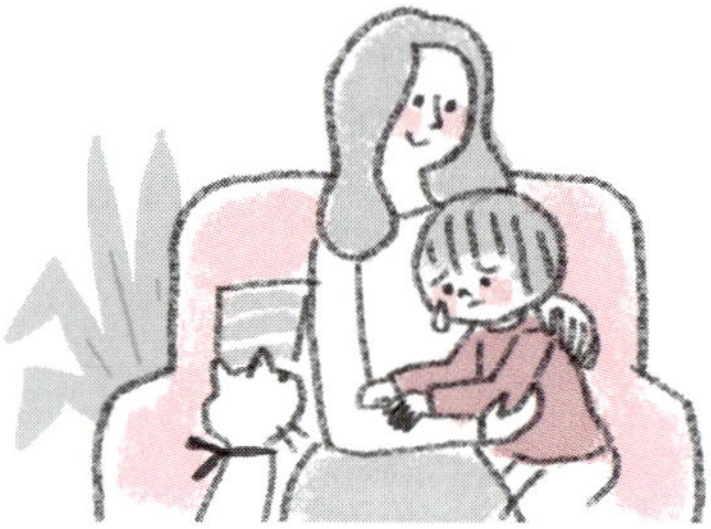

子どもは自分のつらさをうまく言葉で説明できないこともある。大人が手助けしよう

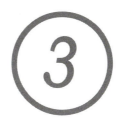

③

学校ではどんな支援が受けられる？

LDだとわかったとき、子どもの学校生活について不安に思うことがあると思います。学校ではどんな支援がおこなわれるのか、支援に関する相談先などを解説していきます。

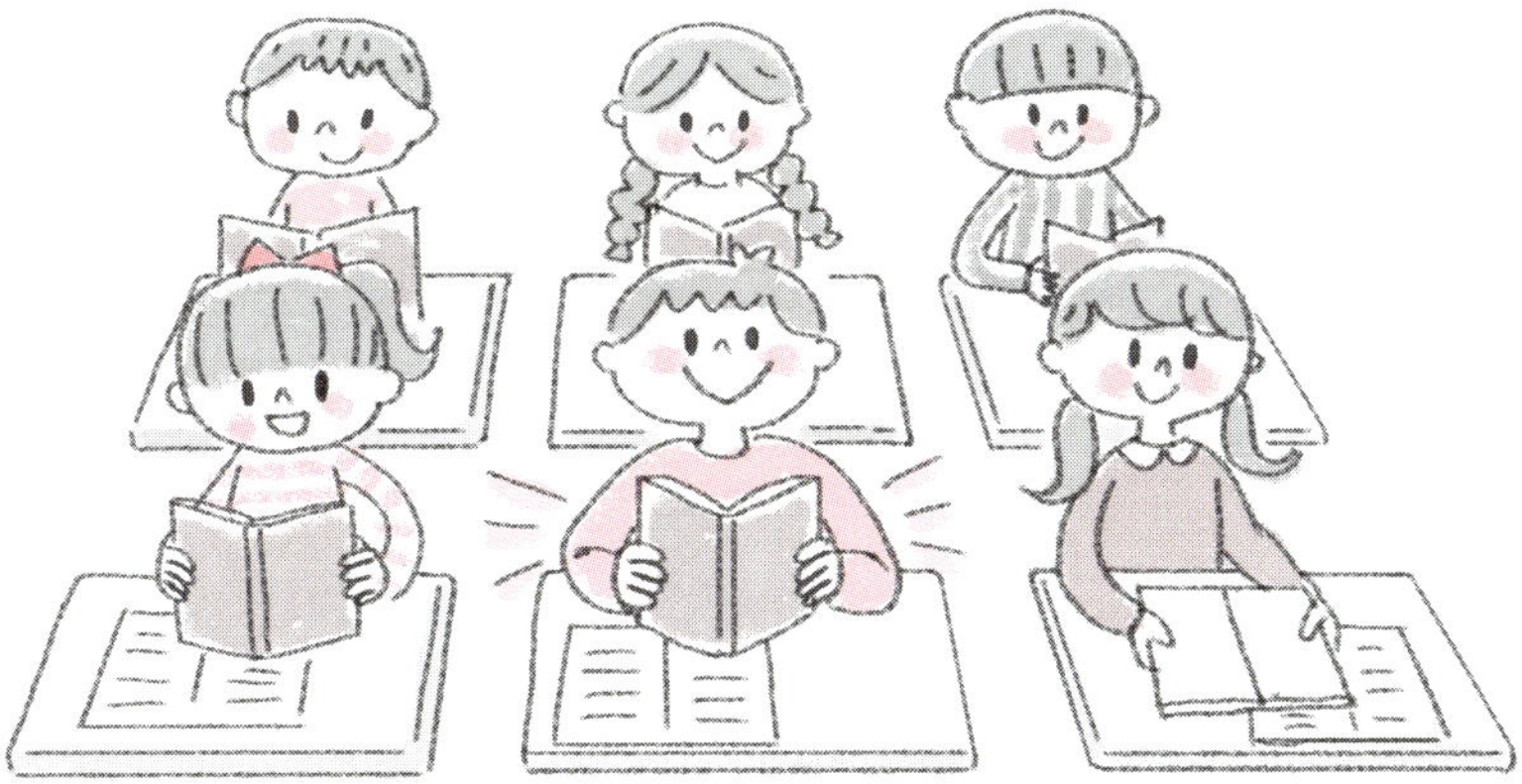

教育のいま

ユニバーサルデザインな教育が目指されている

教育現場では、現在ユニバーサルデザイン（UD）の考えに基づいて学びの環境を整えることが進んでいます。

誰もが学びやすい環境づくりが目指されています。

UD教育の3つの視点

ユニバーサルデザイン教育では、主に3つの視点で学びの環境を整えることが大切とされています。

1. 焦点化

授業や活動のポイントがどこにあるのか、わかるように工夫する。授業に集中できる環境をつくる

工夫例①

ポイントをわかりやすく

- 授業を始める前に、この時間にはどんな課題で、どんなことを学んでいくのか大まかな内容を伝える
- 板書は基本のフォーマットを決めて、書き写しやすくする
- ポイントは、色チョークや囲みで強調するなどの工夫をする　など

工夫例②

整理整頓で集中しやすく

- 個人の持ち物、教材、提出物の置き場所を決め、名称を表示しておく
- 図画工作などの展示物は教室の後方にまとめる　など

2. 視覚化

イラストや写真と文字を組み合わせて視覚化させることで忘れ物やミスを防ぐ

工夫例③

パッと見てわかる

- 黒板の横や出入り口付近にその日の予定や時間割を提示する
- 授業中に制限時間を設けるときは、デジタルタイマーを使って視覚的にわかるようにする　など

3. 共有化

考えを伝え合ったり、確認したりする機会をつくる。自分だけではわからないことへの理解を深めたり、異なる視点・意見を知ったりするきっかけになる

UD教育が目指すもの

困っている子どもだけでなく、理解が早い子どもも含め、クラス全員がわかりやすく、学びやすくなるように配慮します。

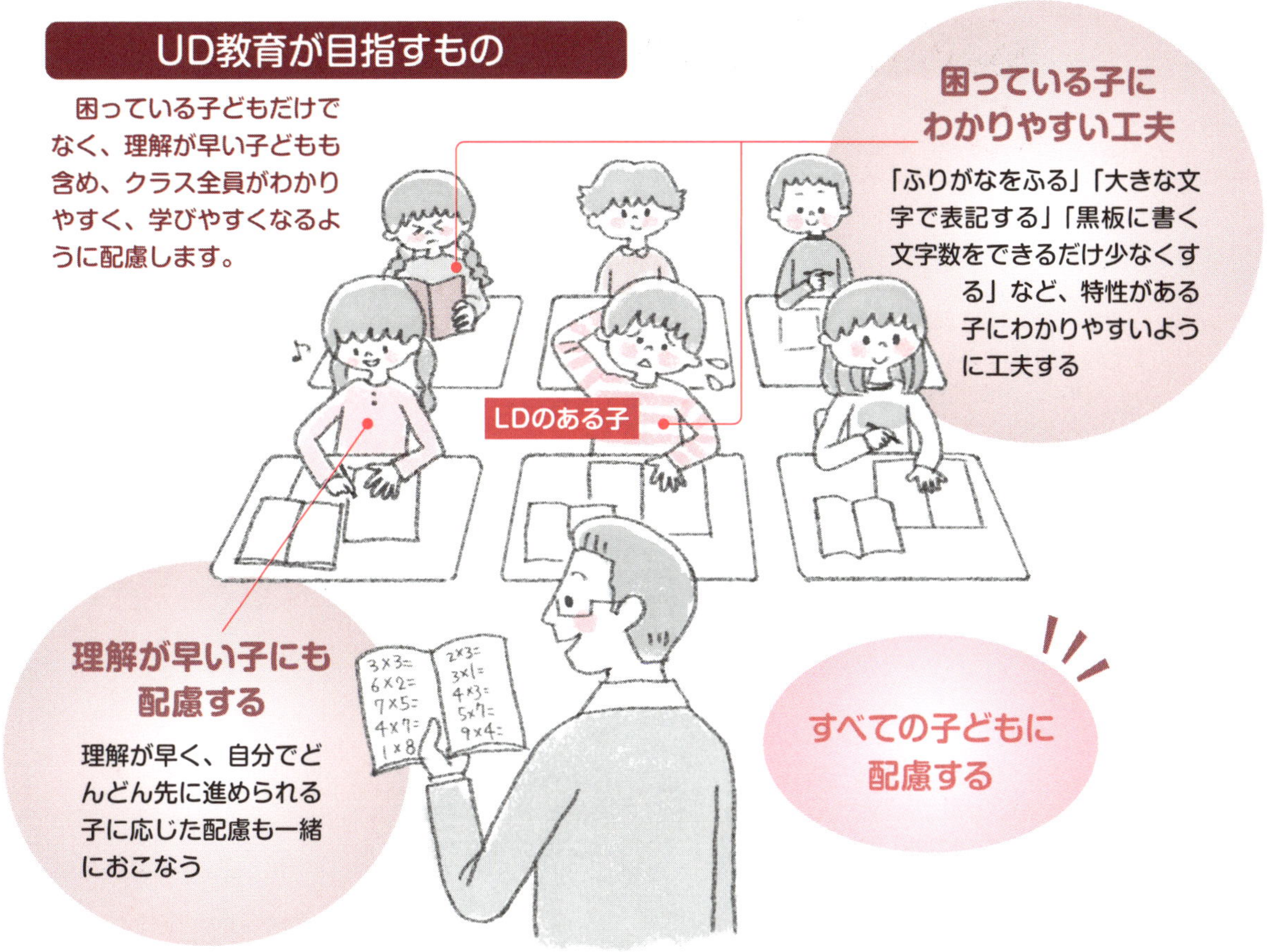

困っている子に
わかりやすい工夫
「ふりがなをふる」「大きな文字で表記する」「黒板に書く文字数をできるだけ少なくする」など、特性がある子にわかりやすいように工夫する
LDのある子
理解が早い子にも
配慮する
理解が早く、自分でどんどん先に進められる子に応じた配慮も一緒におこなう
すべての子どもに
配慮する

すべての子どもにわかりやすい方法を提案

二〇二二年に文部科学省がおこなった調査では、公立の小・中学校の通常学級に在籍する児童・生徒の八・八%にLDやADHDなどの発達障害の可能性があることがわかりました。小学校だとクラスに三人はいる計算です。

これまではこうした特性のある子どもへの支援は通級といった特別支援教育（→P58）が中心で、通常学級ではほとんどありませんでした。しかし現在は、「ユニバーサルデザイン（UD）教育」をとり入れる学校が増えています。

ユニバーサルデザインとは、もともと施設や商品の設計・デザインで始まった考え方です。障害の有無に関係なく、最初から誰もが利用しやすいものづくりやシステムにすることです。

つまり、UD教育とは「教室にいるすべての子どもが理解しやすい授業や教室づくりを目指していこう」ということなのです。

特別支援教育とは

一人ひとりの教育的ニーズに応える

特別支援教育では、障害や特性によって苦手なことや、困っていることへ特化したサポートを受けることができます。

その子に適した学びの場と方法でサポート

「特別支援教育」とは、障害や特性に応じて、その子に適した学びの場や方法を提供し、支援するしくみです。一人ひとりのニーズに配慮した教科書や教材を使用したり、特性に関する専門知識をもった教員による指導がおこなわれたりしています。

通級指導教室（通級）や特別支援教室は特別支援教育の枠組みの一つです。なんらかの特性のために困っている子たちへ、特性に応じたサポートをおこないます。

通級や特別支援教室は、ＬＤだけでなくＡＤＨＤやＡＳＤといった発達障害、情緒障害なども対象となります。

特別支援教育の体制

障害や特性による困りごとがある子へ、以下のような枠組みで支援がおこなわれています。

通常学級
通常学級で特性に応じた支援や環境調整による合理的配慮（→P62）が受けられる

通級や特別支援教室 LD
（→P64）
ふだんは通常学級で学びつつ、苦手に特化した指導を受ける

特別支援学校
障害のある子の学習や、生活上の困難の克服や自立を目指す学校。身体障害や知的障害などが対象。特別支援教育に関する専門家が在籍していることから、地域の小中学校・高校の支援に関する相談先としての役割も担っている

特別支援学級
障害のある子どもが、その子に適した支援を受けながら少人数で学べる学級
※LDのみは対象外

特別支援教育のメリット

苦手な部分を自分のペースで学べます。そのため、学校で安心して過ごせるようになります。

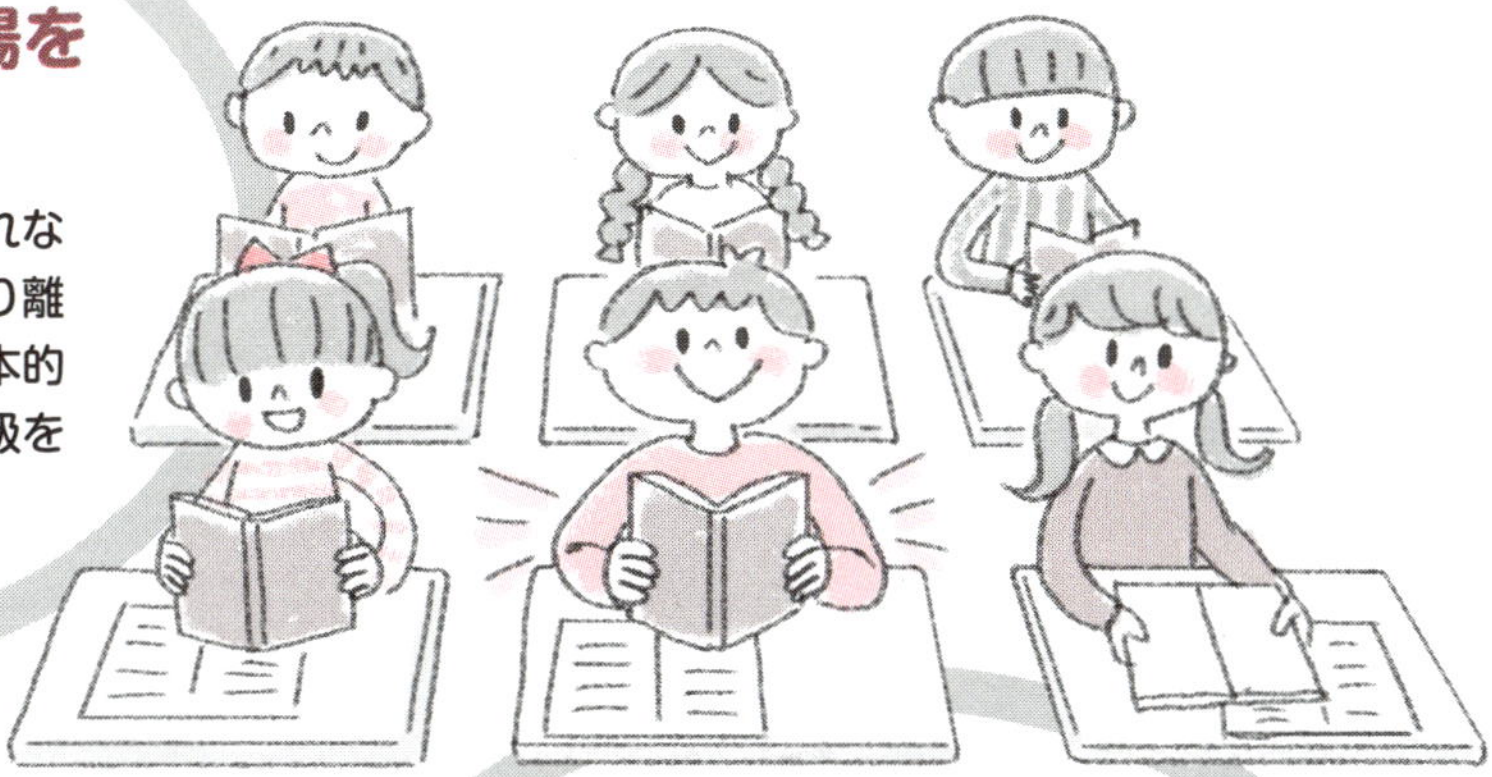

学びの場、在籍する場を限定しない

通常学級だから支援を受けられなかったり、従来のクラスと切り離されたりすることはない。基本的に子どもが望まない転校や転級をしなくてよい

子どもの困りごと、ニーズに対応する

一人ひとりの特性に応じた支援が可能。専門的な知識をもった先生が対応するので、効果的な支援を受けられる

その子に合った指導計画・支援計画が作成される

(→P61)

子どもの特性に応じた「個別の指導計画」や「個別の教育支援計画」を作成し、これに基づいた支援がおこなわれる

複数の専門家チームで対応する

特別支援教育コーディネーター、特別支援教育支援員(学習支援員、教育補助員などの呼び方もある)なども連携する

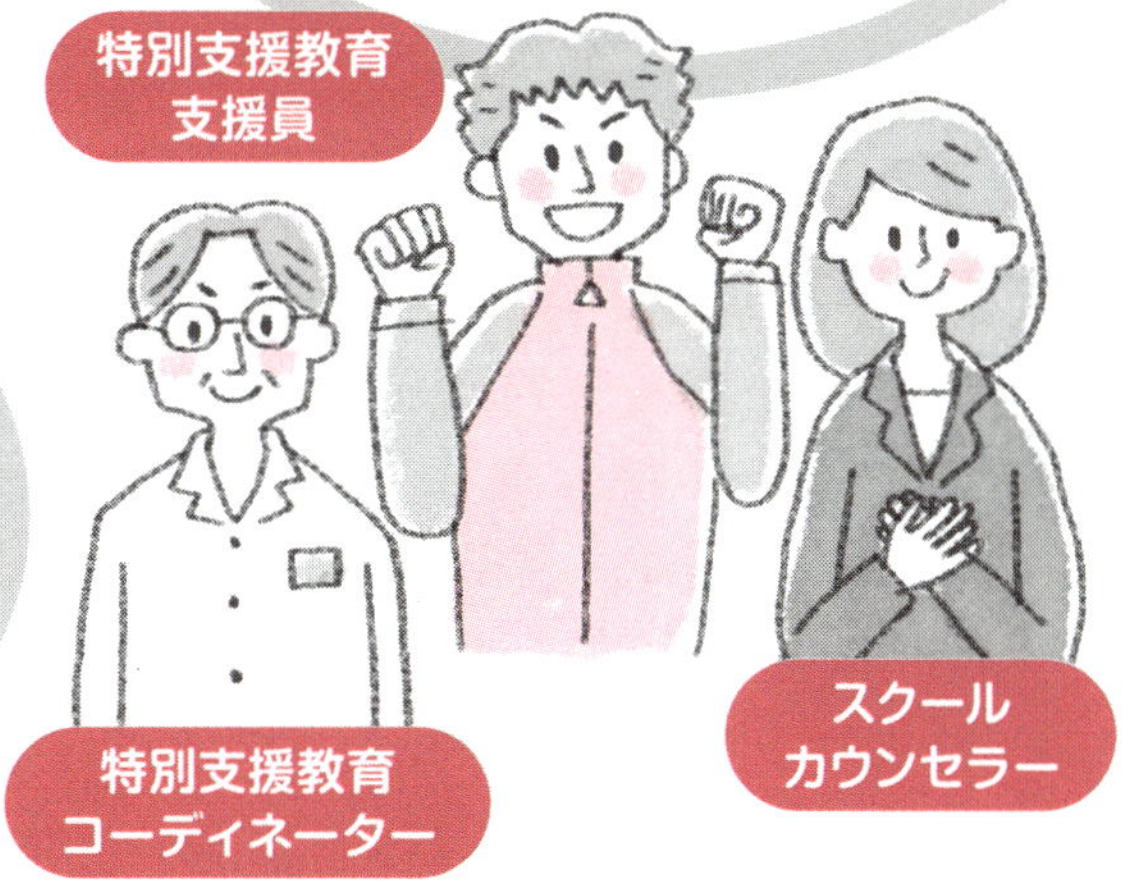
特別支援教育
支援員
特別支援教育
コーディネーター
スクール
カウンセラー

支援開始までの流れ

「気づき」から「支援」を受けるまで

学校で支援を受けるまでには、いくつかのステップを踏みます。どのような流れなのかを知っておきましょう。

保護者と学校が協力・連携して進めていく

子どもへの支援を希望する場合は、まずは担任の先生に相談することから始まります。学校内外の関係者らと話し合って具体的な支援内容を決めることになります。

最初は面談です。子どもがどんなことで困っているのかをできるだけ具体的に把握して、まとめておきましょう。

医師の診断書は必ずしも必要ではありません。学校内で専門知識をもった教員に詳しい検査をしてもらえる場合もあります。

受験などの際にも合理的配慮を希望する場合は、この機会に専門家に相談しておいたほうがよいと思います。

気づいたらできるだけ早く動く

特性のために、子どもが長い間つらい思いをしないようにすることが大切です。できるだけ早く支援につなげます。

担任の先生が気づく場合

小学校では担任の先生がほとんどの教科を担当しており、子どもの苦手や困りごとに気づきやすい。担任の先生から相談があった場合には、早めに話を聞く機会をつくろう

保護者が気づく場合

「そのうちできるようになるはず」と様子を見ているうちに、学校が嫌になることも。心配なことがあったら早めに担任の先生に相談を

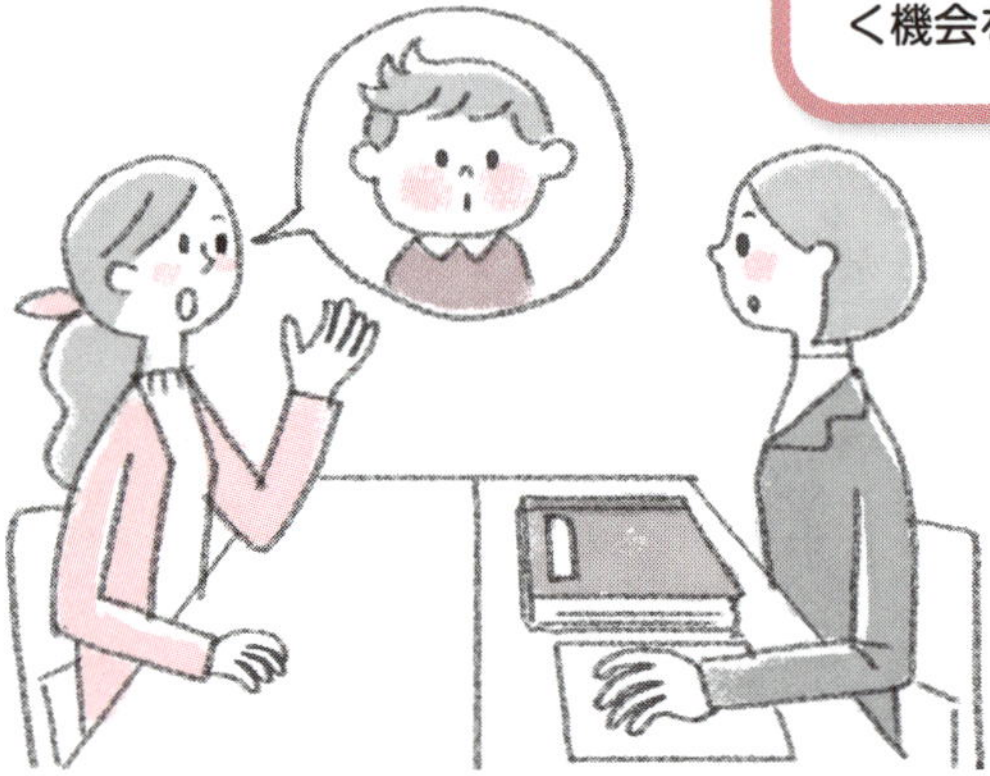

情報を共有

保護者と担任の先生が、子どもの困りごとに関する情報を共有することが肝心。そのうえで今後どうするかを話し合う

学校と専門家が連携して進める

支援を受けるまでのプロセスは学校により多少異なりますが、複数の専門家と関係機関が連携します。

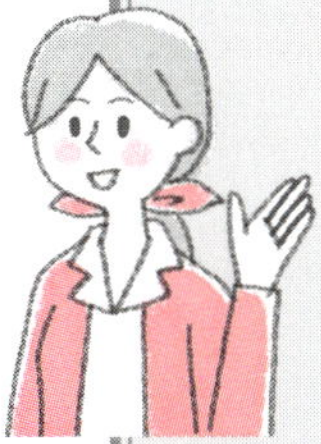

担任の先生に相談する

ふだんの子どもの様子をよくわかっている担任の先生が、最初の相談先として最適

→

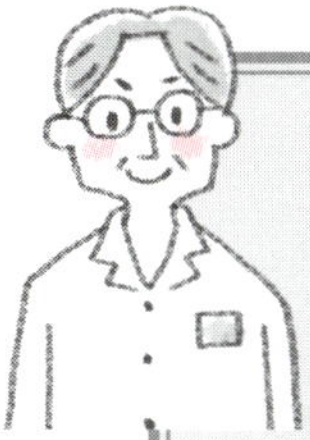

各学校には校長により指名された教員が特別支援教育コーディネーターとして配置されている

学校内の特別支援教育コーディネーターに相談

保護者と担任の先生との話がまとまったら、学校の特別支援教育コーディネーターに相談する。特別支援教育コーディネーターは保護者に対し、学校側の相談窓口・支援の役割を担う。また、担任の先生への支援や進級時の引き継ぎ調整もおこなう

↓

「校内委員会(子ども支援委員会)」が開かれる

特別支援教育コーディネーターが中心となって、校長や教頭、学年主任、養護教諭などが会議をし、具体的な支援内容や方針を話し合っていく

学校では「個別の指導計画」「個別の教育支援計画」を作成する

- **個別の指導計画**：子どもの特性に適した支援をおこなうために作成される。指導の目標や支援内容、具体的な配慮策をまとめたもの。校内委員会での話し合いによって指導計画を立てる
- **個別の教育支援計画**：特別な支援が必要な子どものために、将来にわたる長期的な支援や学校を卒業したあとの支援について、医療や福祉機関などの関係機関が連携するためのもの。保護者と協力して作成する

地域の専門家も参加して検討する

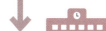

外部の医療・福祉機関との連携が必要になった場合は、特別支援教育コーディネーターが窓口となって情報を収集・整理する

↓

支援が始まる

通常学級での合理的配慮

どんなサポートが有効か、担任と相談してみよう

LDのある子にとっての障壁を取り除く「合理的配慮」の提供は学校に課せられた義務です。通常学級でみんなと同じように学習できるように配慮をおこないます。

合理的配慮の例

子どもの困りごとを減らすための工夫をします。例えば、以下のようなことが挙げられます。

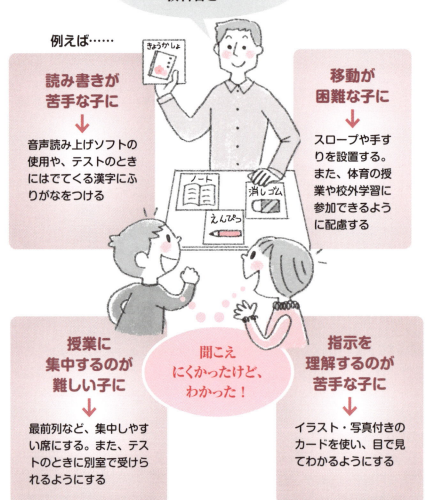

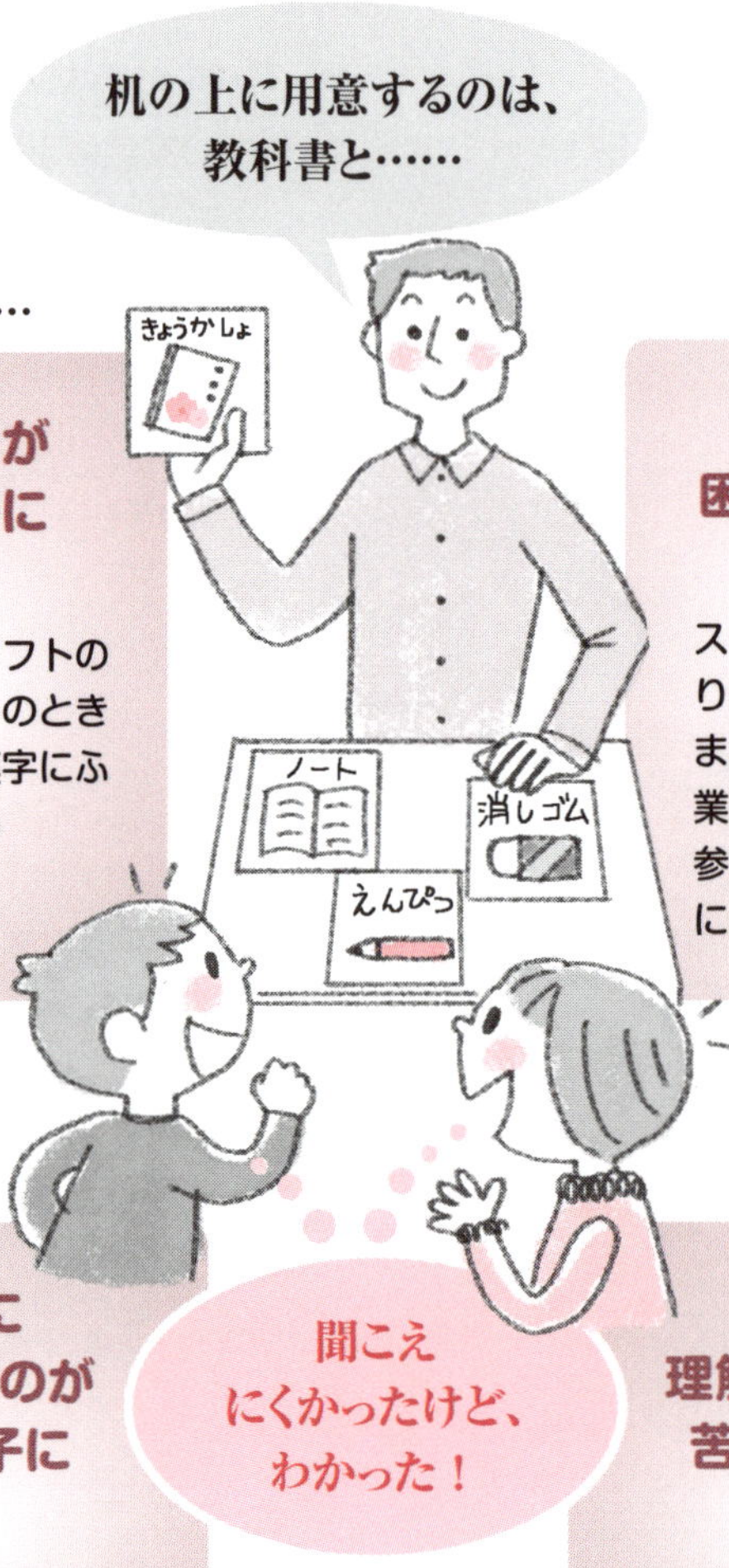

机の上に用意するのは、教科書と……
きょうかしょ
ノート
消しゴム
えんぴつ
聞こえにくかったけど、わかった！

例えば……

読み書きが苦手な子に

↓

音声読み上げソフトの使用や、テストのときにはでてくる漢字にふりがなをつける

移動が困難な子に

↓

スロープや手すりを設置する。また、体育の授業や校外学習に参加できるように配慮する

授業に集中するのが難しい子に

↓

最前列など、集中しやすい席にする。また、テストのときに別室で受けられるようにする

指示を理解するのが苦手な子に

↓

イラスト・写真付きのカードを使い、目で見てわかるようにする

担任と話し合い、配慮の内容を決める

合理的配慮を受けるには、まず本人と保護者が学校側に申しでます。担任の先生に話をして、窓口になってもらいます。

困りごとを整理し、あれば診断書を提示する

「どんなことで困っているのか」を具体的に伝える。医師の診断書があると、苦手なことの判断に役立つ

具体的な内容を決めていく

希望する配慮の実施が可能かどうかを含めて検討する（→P61）。配慮をスタートしたあとも、必要に応じて見直す

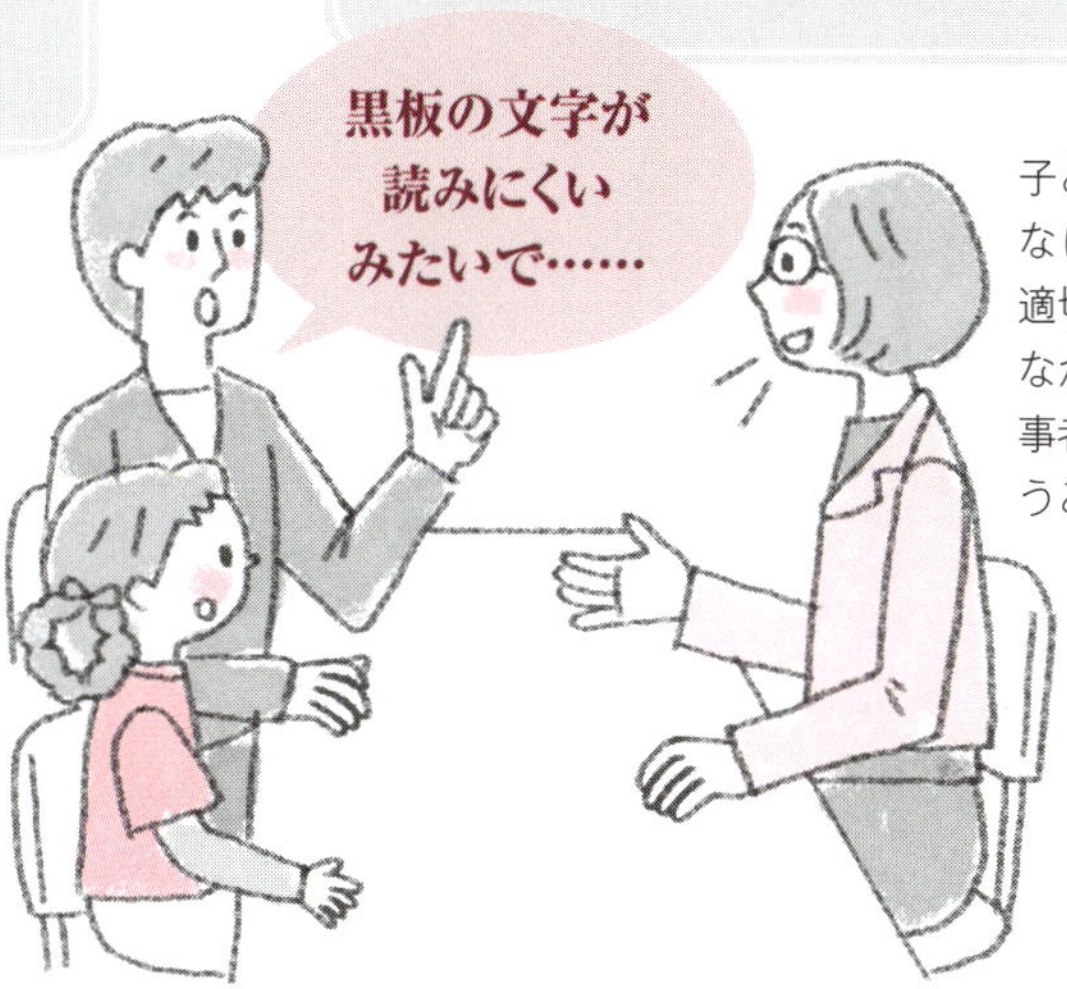

子どもにとってなにが必要か、適切な配慮につながるように当事者間で話し合うことが不可欠

合理的配慮は十人十色

必要な合理的配慮は人それぞれ。『「合理的配慮」実践事例データベース』では、合理的配慮の実例を具体的に紹介している。参考にしてみよう

子どもの苦手をサポートする合理的配慮

「合理的配慮」とは、障害のある人たちが障害のない人たちと同じように権利を保障され、教育や就業、社会活動などに平等に参加できるように「社会のなかのバリア（社会的障壁）」を取り除く（変更・調整する）ことを言います。

行政や企業、私学を含む小学校から大学まですべての教育現場で合理的配慮の提供が義務づけられています。ＬＤやＡＤＨＤ、ＡＳＤなどの発達障害も対象です。ＬＤの特性によって学校生活で困りごとがある場合は、合理的配慮を求めることができます。

希望するときは、本人と保護者から学校側へ申しでて話し合いで具体的な内容を決めます。

このとき、担任の先生に相談したものの配慮に向けての話が進まないなど困ったときは、特別支援教育コーディネーターや教頭、スクールカウンセラーなど別の担当者に相談してみましょう。

通級による指導①

通常学級に通いながらサポートを受ける

ふだんは通常学級に在籍して授業を受けますが、特性による苦手な部分については通級で指導を受けることになります。

ふだんは通常学級で過ごす

通級以外の授業は、これまでどおりのクラスで受けることになります。

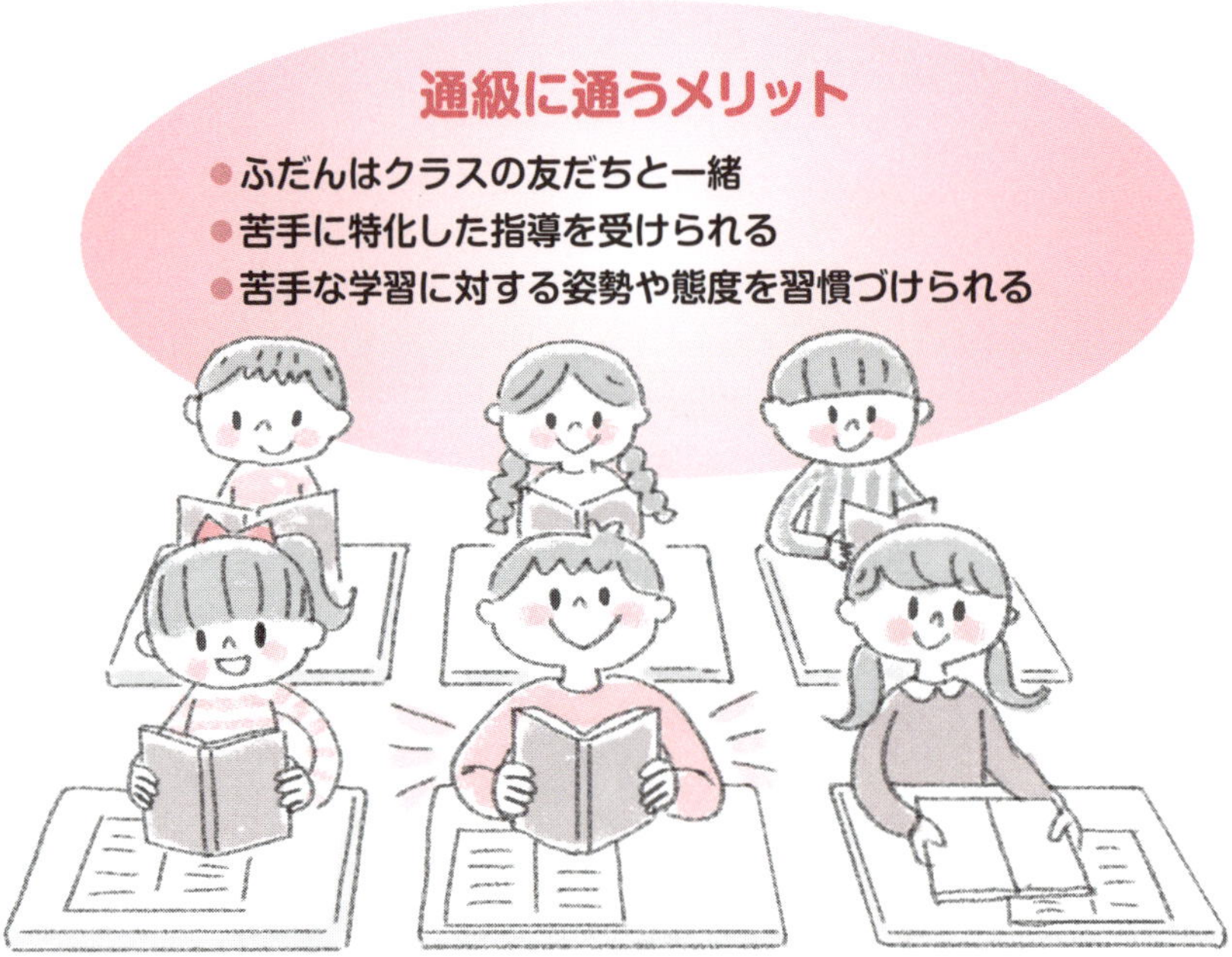
通級に通うメリット
●ふだんはクラスの友だちと一緒
●苦手に特化した指導を受けられる
●苦手な学習に対する姿勢や態度を習慣づけられる

仲のいいクラスメイトと離れずにすむ。通常学級の集団生活にもなじむことができる

クラスはそのまま。通いで支援を受ける

「通級」は、正しくは「通級指導教室」といいます。以前は、言語障害や難聴などがある子どもたちが対象でしたが、二〇〇六年からはＬＤやＡＤＨＤ、ＡＳＤといった発達障害や、その可能性がある子も対象になりました。

ふだんは通常学級で学び、ＬＤの特性による苦手な部分に関してのみ通級のクラスで、自分に適した方法で指導・支援を受けることになります。

通級は少人数で、通級担当の教員から指導を受けます。苦手に特化したサポートを受けられるので、周りの子を気にせず、安心して学ぶことができます。

通級は地域によって３つの体制がある

通級はすべての小学校に設置されているわけではありません。以下の３つの体制になっており、地域によっては通うのが難しい場合もあります。

自分の学校に通級の教室がある

在籍している学校に、通級の教室が設置されている。通級の時間だけ別の教室に移動して指導を受ける

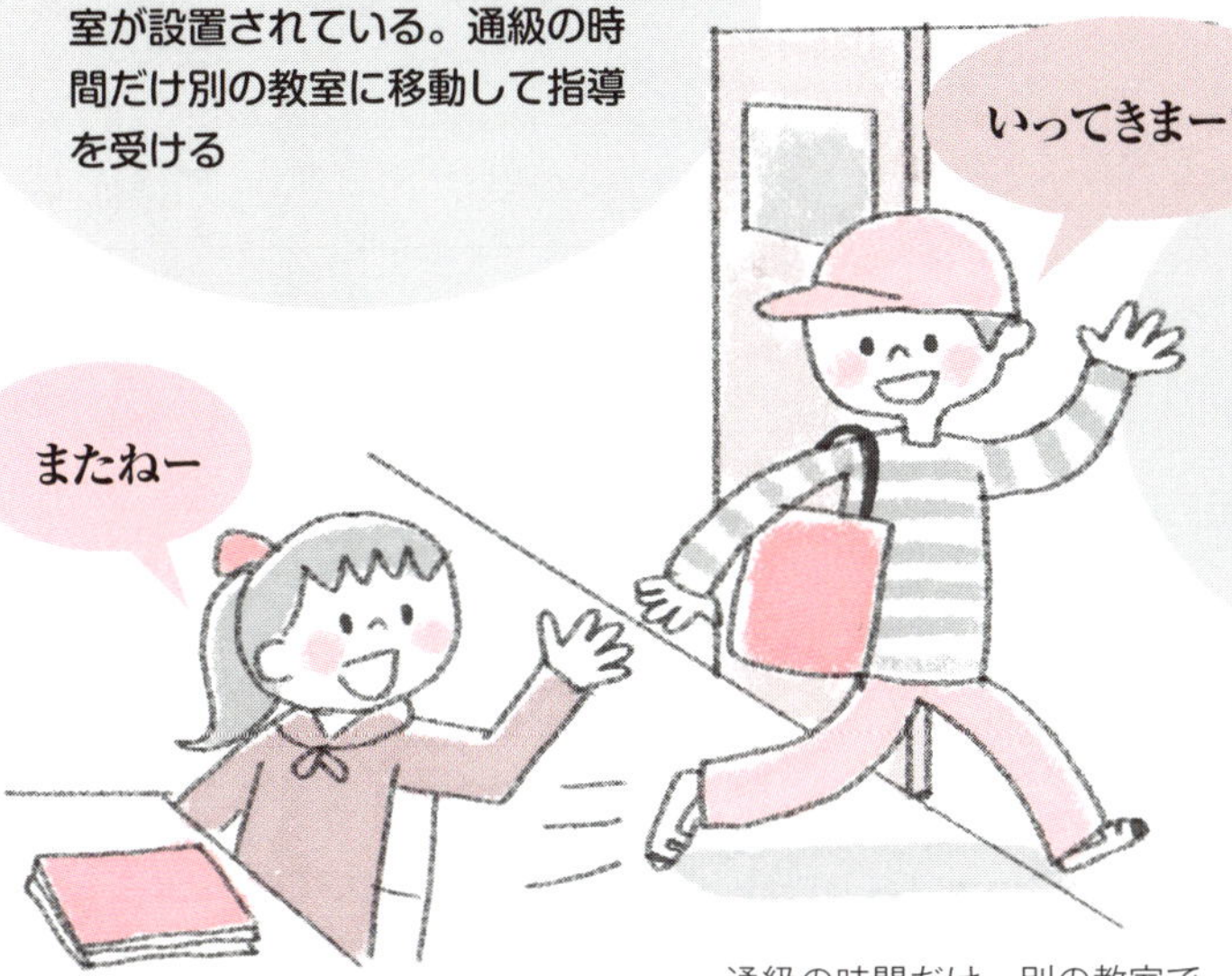

通級の時間だけ、別の教室で指導を受けるケースが多い

ほかの学校の通級教室へ通う

在籍している学校に通級がない場合、近隣にある学校の通級教室に通うことになる

保護者の送り迎えが必要になることも

自分の学校で専門の指導教員による指導を受ける

地域の拠点校から専門知識のある指導教員が、それぞれの学校を訪れて指導する

東京都などで設置されている「特別支援教室」は、通級に代わるもの

通級を利用している児童・生徒は増加している

日本では子どもの数が減っているにもかかわらず、通級を利用している児童・生徒の数は年々増加しています。

二〇一八年には通級利用者のうちＬＤのある子は約二万三〇〇〇人でしたが、二〇二一年には約三万四一〇〇人となっています。こうした推移の背景には二〇一六年の発達障害者支援法の改正により、適切な支援へと結びつけられるケースが増えてきたためと考えられています。

通級による指導②

学習・生活の「困った」を減らす

通級での指導は、どうすれば苦手な部分を自分でできるようになるかを考え、そのやり方を身につけることが中心となります。

自分で学べるように促す

通級では、一人ひとりの子どもの特性に応じて、自立活動・自立学習を促し、苦手なことに自分で対処できるように指導します。

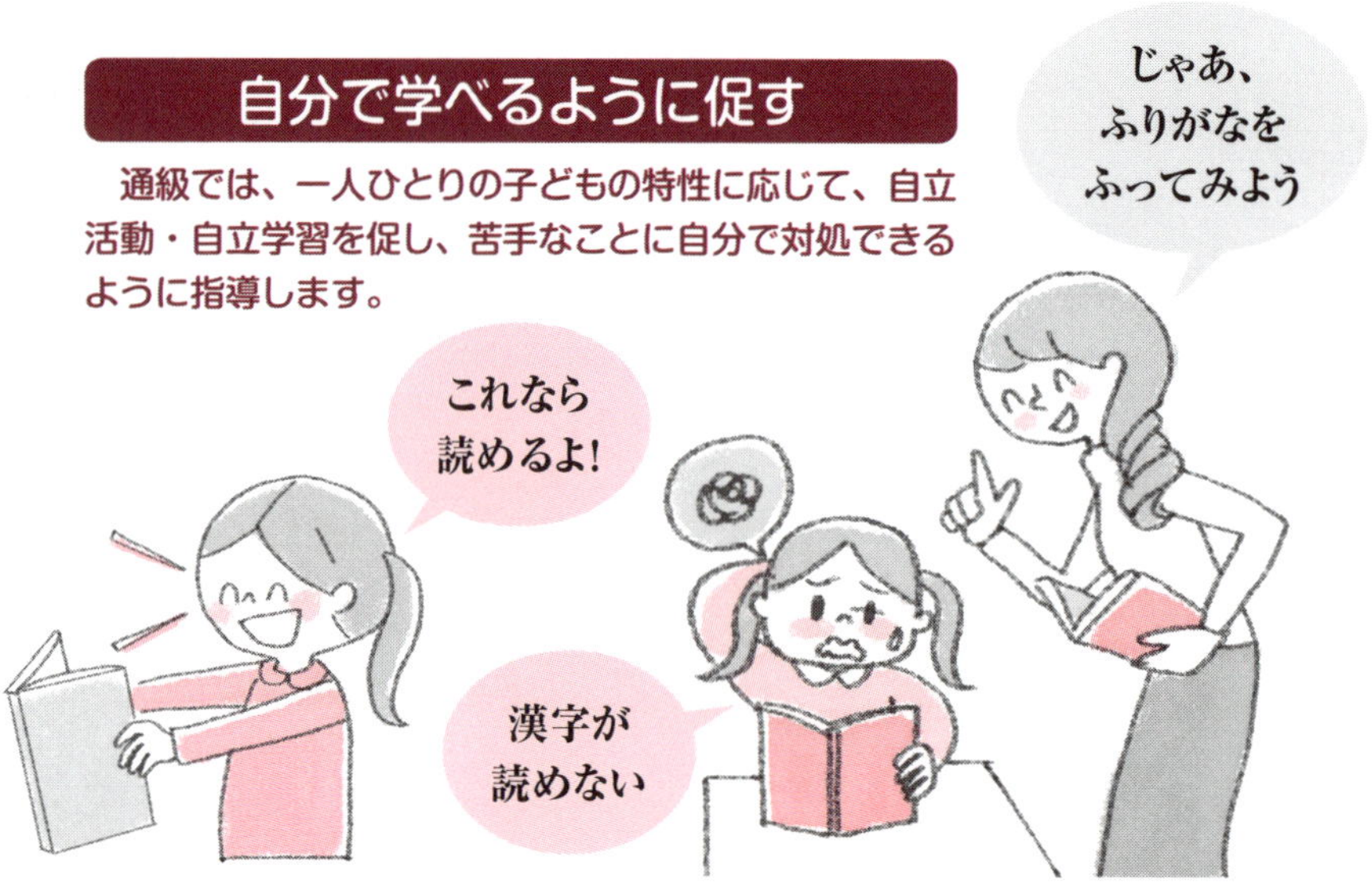

じゃあ、ふりがなをふってみよう
これなら読めるよ!
漢字が読めない

自分の苦手を改善する方法を身につける

例えば、「漢字を読むことが苦手ならふりがなをふる」「スラスラ読めないときは印をつけて読みやすくする」といった方法を自分でできるようにする

苦手なことを自分で理解する

自身の特性を理解することによって、一緒に対処方法を考えやすくなる

テストの点アップではなく、できるアプローチをさがす

通級の目標はテストの点数を上げることではありません。通級は困りごとに対し、うまくできるようになるアプローチをさがし、実践していく場です。

通常学級と通級のクラスでそれぞれ指導計画書が作成され、担任の先生と通級の先生が連携し、情報を共有しながら進めることになっています。

指導計画に基づき、苦手な部分をどうすれば自分でできるようになるのか、その方法を通級で学びます。子どもが自分自身で対処できるようになることや、「自分でできた!」というプラスの経験を積めるようにします。

通級のしくみ、決まりごとは？

通級を検討するとき、知っておきたいことがあります。自治体によって差があるので、詳しい内容は学校側に確認してみましょう。

指導の期間や通う頻度は？

LDの場合は、週に１～２回。原則として１年間で35回から最大280回受けることができる。基本は特定の授業の代わりに通級に通うが、別に時間を設けるケースもある

通級に行っている間、通常の授業はどうなる？

どの時間を通級にあてるかは、担任の先生と特別支援教育コーディネーターと相談して決める。このとき、同じ科目の授業にかたよらないように配慮される。なお、通常学級の授業は出席扱いとなる

学ぶ内容はどうやって決める？

「個別の教育支援計画」や「個別の指導計画」に基づき、その子に適した指導内容を決める。成果があらわれたら、さらに応用できるように、子どもの学年相応の問題・課題にも取り組むようにしていく

1対1の個別指導だけ？グループでの学習はある？

基本的にその子の苦手に対処する方法を個別に指導することが多い。ただし、通常学級でのグループ学習にも対応できるようにするため、通級でもグループ学習を取り入れることもある

いつまで続ければいい？

原則として１年間（年度）は続ける。途中でやめたい場合は担任の先生や通級の指導教員らとよく話し合って決める。苦手に対処できるようになったためにやめるケースもある

学年・学期の途中からでも始められる？

必要とされた場合には、途中からでも始めることができる。ただし、教員不足の関係で難しい場合がある

COLUMN

「親の会」など同じ悩みをもつ人たちとつながろう

悩みを分かち合い情報交換もできる

子どもがLDであることがわかったとき、親は不安であれこれ調べることが多くなります。

最近ではインターネットで検索すれば、すぐに無数の情報が容易に手に入ります。そのなかから必要で正しい情報を見つけるのは、なかなか難しいものです。

また、LDの特性による困りごとは子どもによって異なるため、納得のいく答えが得られないこともあります。

そのようなとき頼りになるのが、LDのある子をもつ親たちの知識と経験です。実際の経験に基づいた意見やアドバイスは、役立つことが多いはずです。

親の会のなかで全国的に展開しているのが「特定非営利活動法人全国LD親の会」です。全国を六つのブロックに分けて活動しており、各地で勉強会や交流会、講演などがおこなわれています。

ウェブサイトで活動報告などを見ることができるので、気になる人はチェックしてみましょう。

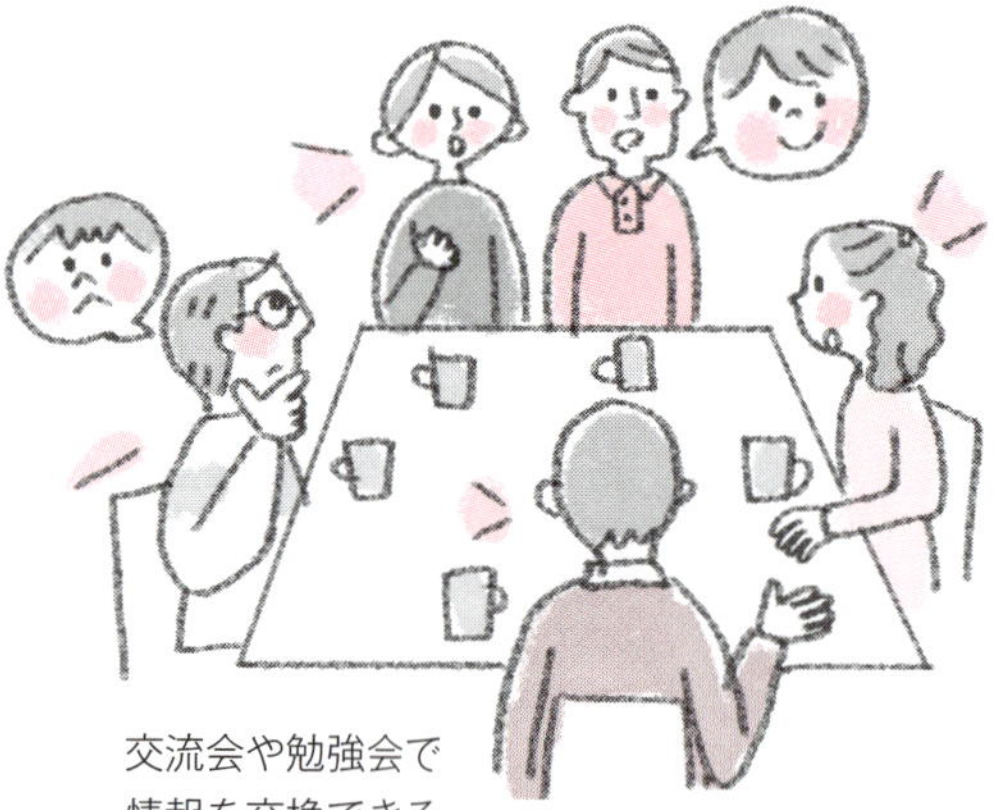

交流会や勉強会で情報を交換できる

特定非営利活動法人
全国LD親の会

LDなどの発達障害がある子どもをもつ保護者の会の全国組織。1990年2月から活動を開始。約2000名の会員が活動している

④

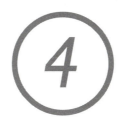

学校で学びやすくするには

LDの特性による困りごとは、工夫次第で減らすことができます。苦手なことに取り組みやすくすることで、安心して学校生活を送ることができます。

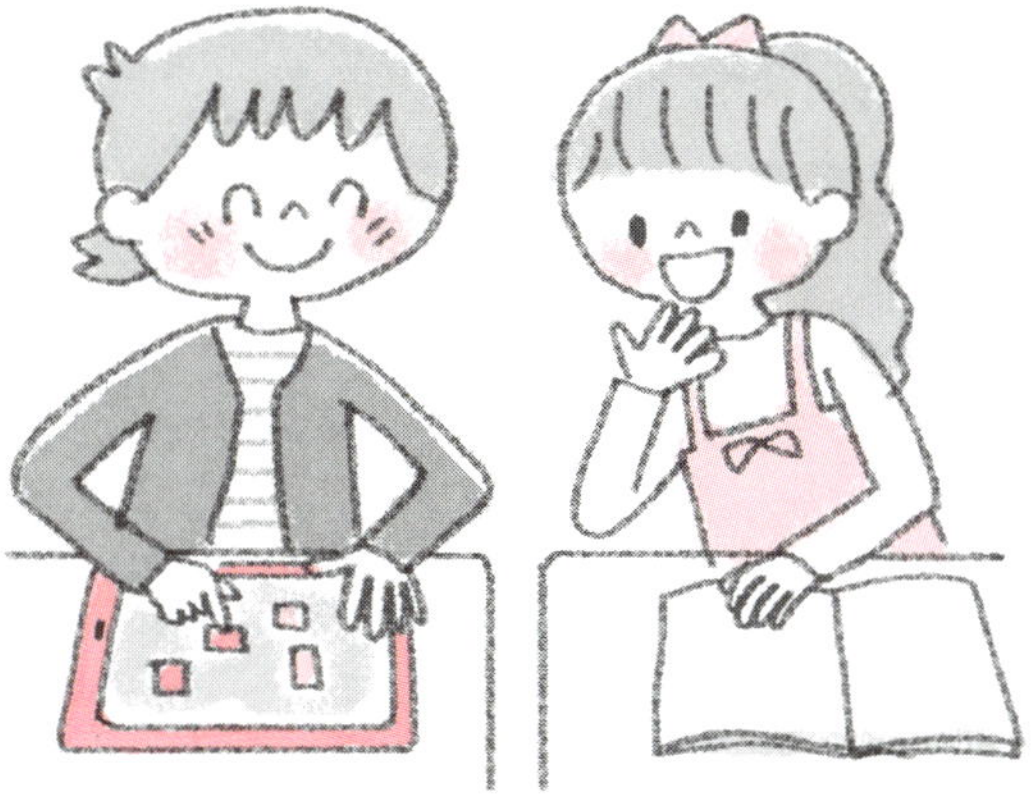

本人への伝え方

学びやすくするためのサポートだと伝える

クラスメイトと違うものを使ったり、別の場所で授業を受けたりすることを本人が嫌がることもあります。まずは、理解できる範囲で本人が納得できるように説明しましょう。

まずは「LD」であることを伝える

LDについて説明しましょう。子どもが理解できるように、やさしい言葉で伝えます。

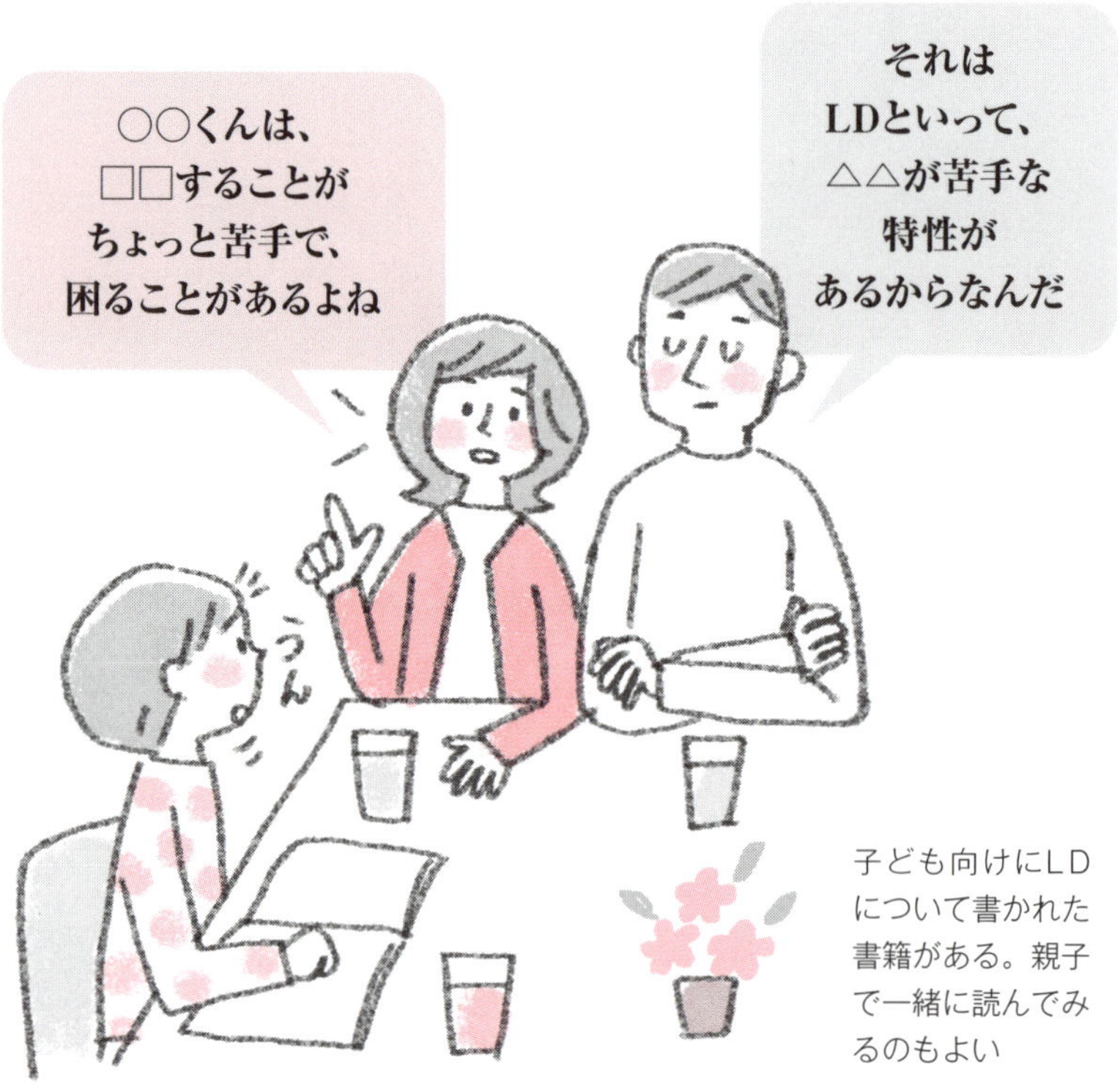

○○くんは、□□することがちょっと苦手で、困ることがあるよね
それはLDといって、△△が苦手な特性があるからなんだ
うん

子ども向けにLDについて書かれた書籍がある。親子で一緒に読んでみるのもよい

LDで活躍している人の話もしよう

俳優のトム・クルーズさんや映画監督のスティーブン・スピルバーグさんなどは、学習障害があることを明かしている。読み書きが苦手でも、得意なことや好きなことで活躍している人がいるということは、本人の大きな支えになる。LDであることを伝えるときには、LDと向き合いながら活躍している人についても話してみよう

「つらくない方法を一緒にさがしていこう」

合理的配慮（→P62）や通級（→P64）を受けることに対して、本人が「みんなと違う」と嫌がることがあります。支援を受ける前に、LDについてその子がわかる範囲で説明しましょう。

まずは本人が自分の特性を知り、なぜ支援を受けるのか納得できることが大切です。

支援を受ける前に、本人にきちんと説明しよう

配慮を受けることは本人にとってプラスになることなのだと、納得できるように話しましょう。

「苦手があることは悪いことではないんだよ」

「○○が苦手だからダメ」というのではない。でも、そのままだと思うようにいかなくて、困ることが増えてくるかもしれない、と話をする

「つらくない方法をさがしていこう」

合理的配慮や通級を利用するのは、苦手な部分を助け、勉強がつらくならない方法を見つけるためであり、恥ずかしいことでもなんでもないと伝えよう

「苦手なことが自分でうまくできる方法もあるんだよ」

少しずつ工夫して、困らないようにできるようになる、とプラスに考えられるように伝えよう

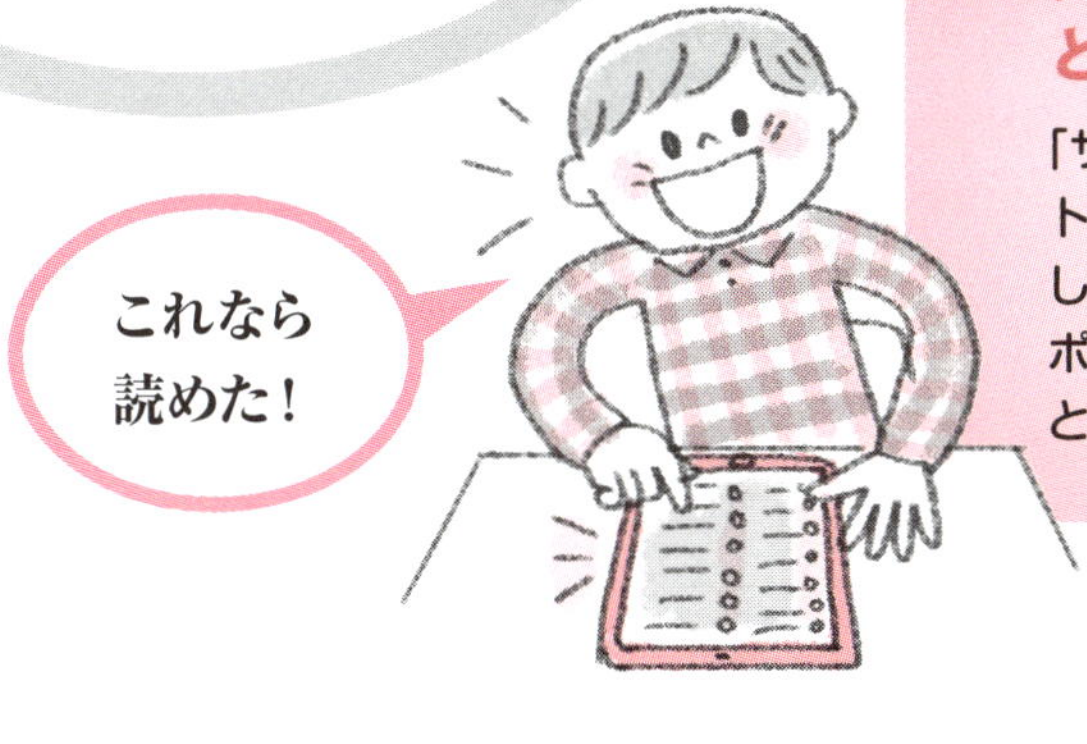

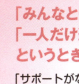

「みんなと一緒がいい」「一人だけ違うのはイヤ」というときは？

「サポートがない場合」と「サポートがある場合」を実践して、比較してもらう。自分で体験してサポートがあったほうが「できる！」と思えると受け入れやすくなる

クラスメイトへの対応

「苦手」をサポートするものだと説明する

子どもが合理的配慮を受けたり、通級に通ったりすることになったとき、そのことをどう周知するのか、担任の先生と話し合っておきましょう。

本人が悲しい思いをしないか心配

LDによる困りごとを減らすためとはいえ、そのことで子どもがからかわれたり、仲間はずれにされたりしないかなど、心配になるのは当然のことです。

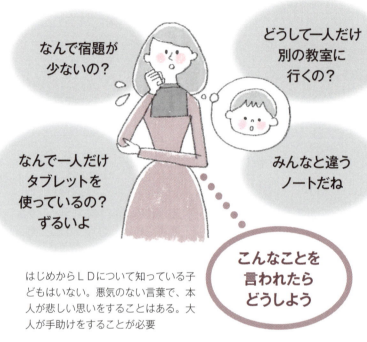

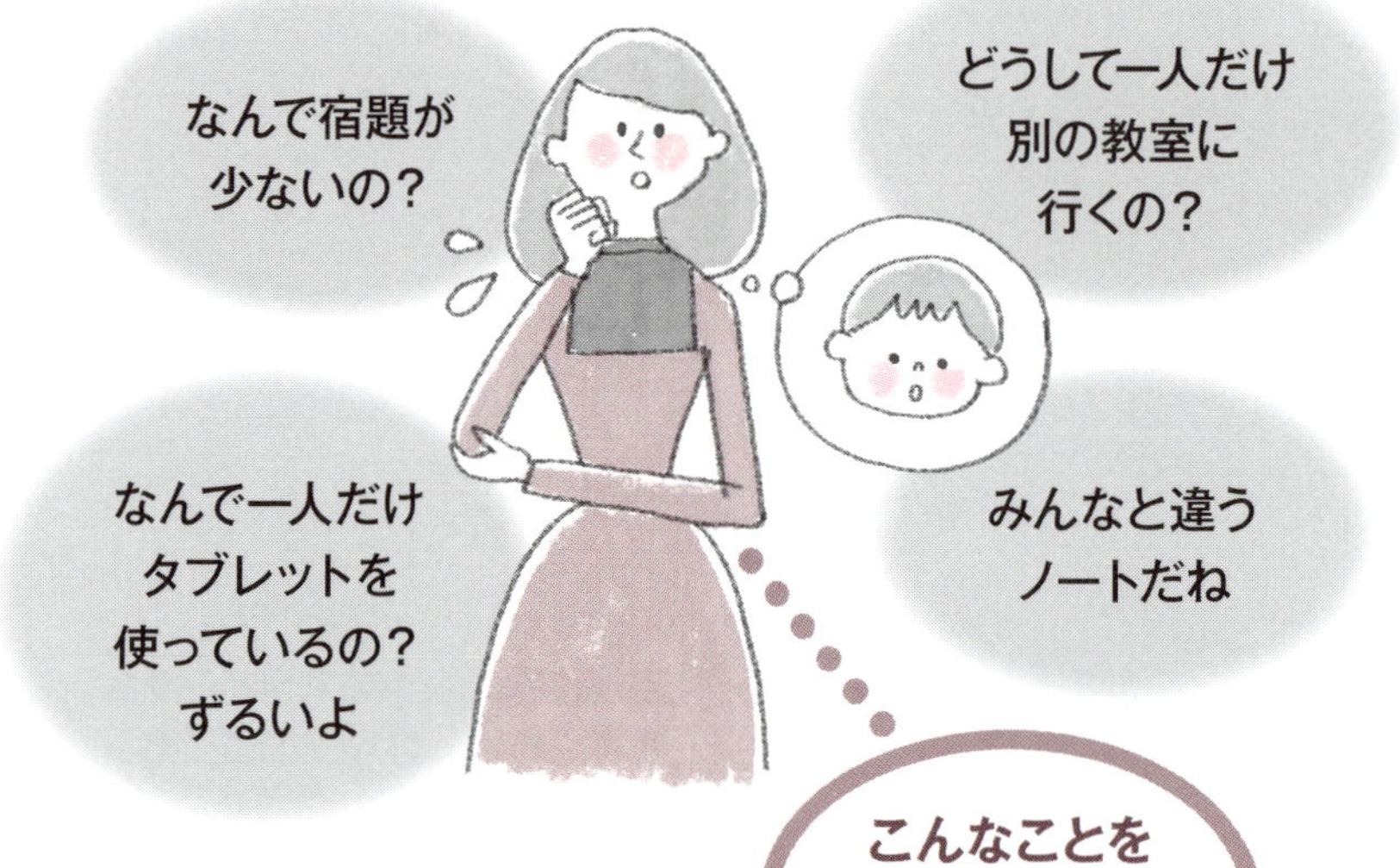

なんで宿題が少ないの？
どうして一人だけ別の教室に行くの？
なんで一人だけタブレットを使っているの？ずるいよ
みんなと違うノートだね
こんなことを言われたらどうしよう

はじめからＬＤについて知っている子どもはいない。悪気のない言葉で、本人が悲しい思いをすることはある。大人が手助けをすることが必要

担任と話し合って伝え方を考えておく

合理的配慮（→P62）を受けたり、通級（→P64）のために授業を抜けたりすることについて、本人がクラスメイトに説明するのは、なかなか難しいと思います。

とはいえ、なにも説明がないままだと、クラスメイトから「なんで?」「どうして?」と聞かれることがあるでしょう。

こうしたことがきっかけで、子どもが合理的配慮や通級に行くのを嫌にならないように配慮することが必要です。

保護者と担任の先生がクラスへの伝え方を話し合い、早い段階で担任の先生から説明してもらうようにしましょう。

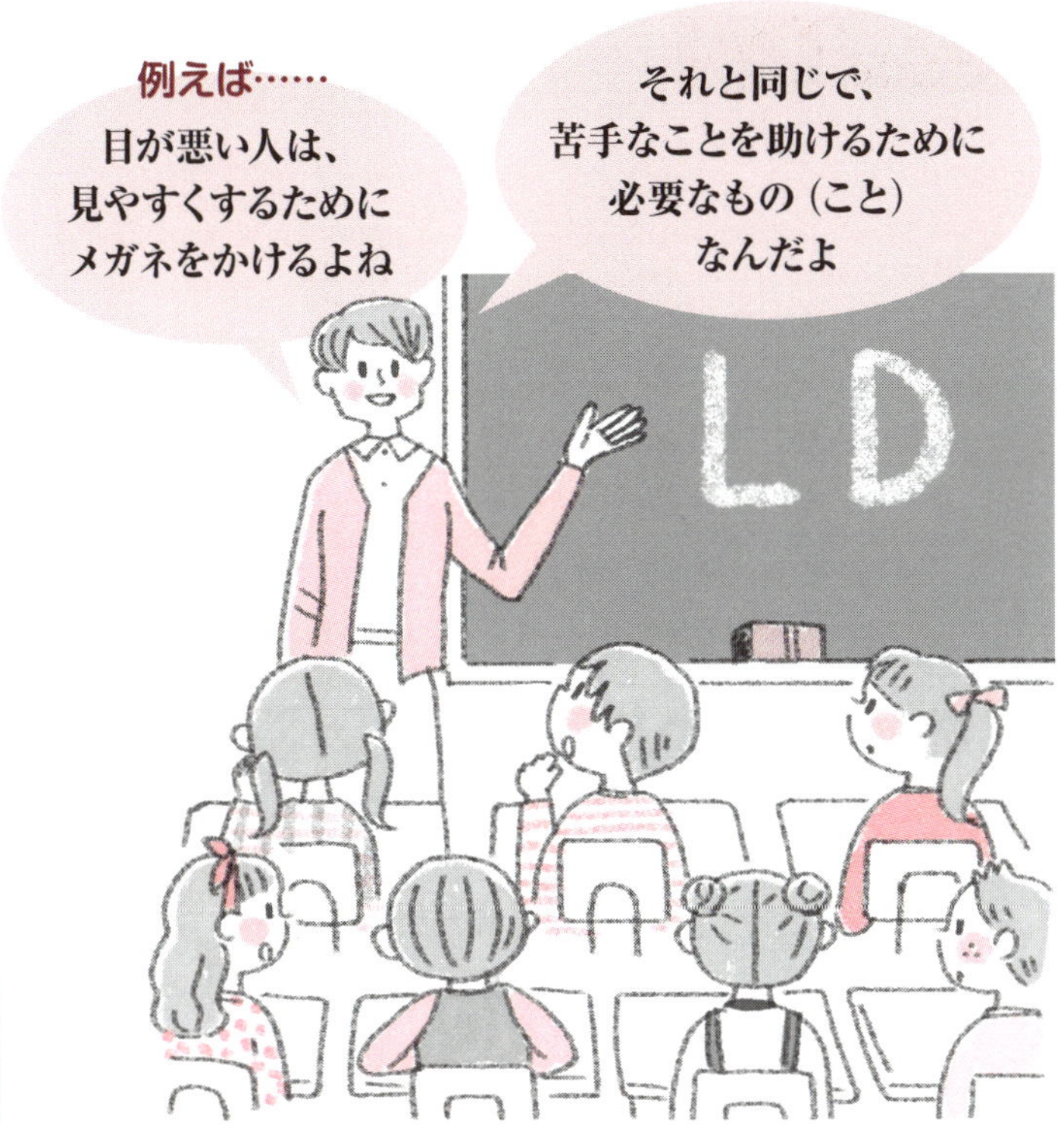
例えば……
目が悪い人は、
見やすくするために
メガネをかけるよね
それと同じで、
苦手なことを助けるために
必要なもの（こと）
なんだよ
LD

担任の先生などにフォローを頼もう

クラスメイトへの伝え方を担任の先生とよく話し合い、タイミングを見てクラス全員に伝えてもらいます。特別支援教育コーディネーターも交えて、どう伝えるとよいのかを相談してみるのもよいでしょう。

「みんなも苦手なことってあるでしょう？」

誰にでも苦手なことがあり、それを少しでも軽くするための方法だと伝える。例えば、「メガネをかけるのと同じで、難しい部分を助けるための道具を使うんだよ」というように、合理的配慮についてわかりやすい言葉で伝えてもらう

「通級のときは教室にはいないけれど、苦手なことをがんばってるよ」

通級のために授業を抜けて教室にいないことを不思議に思っていることがある。教室にいない理由をきちんと説明してもらう

子ども自身が「LD」であることを公表したほうがいい？

年齢を重ねるにつれ、本人が自分自身で友だちにLDであることを伝えようとするときがくるかもしれません。

どのタイミングで、どんなふうに伝えるかは子ども自身がこれまでの経験をふまえて決めていくものです。

そんなときにあたたかく見守り、意地悪や否定的なことを言われて傷ついたときには、寄り添い、励ますのが親の役割です。

「読み書き」をサポート①

読みやすくする道具や事前準備で楽になる

教科書をスムーズ読めなかったり、飛ばし読みをするなど、「読むこと」の苦手には、道具の活用や事前の準備で、ある程度は軽減できます。

ピンポイントで読みやすく

文字を読みやすくするための道具は市販されています。家庭でも自作できます。

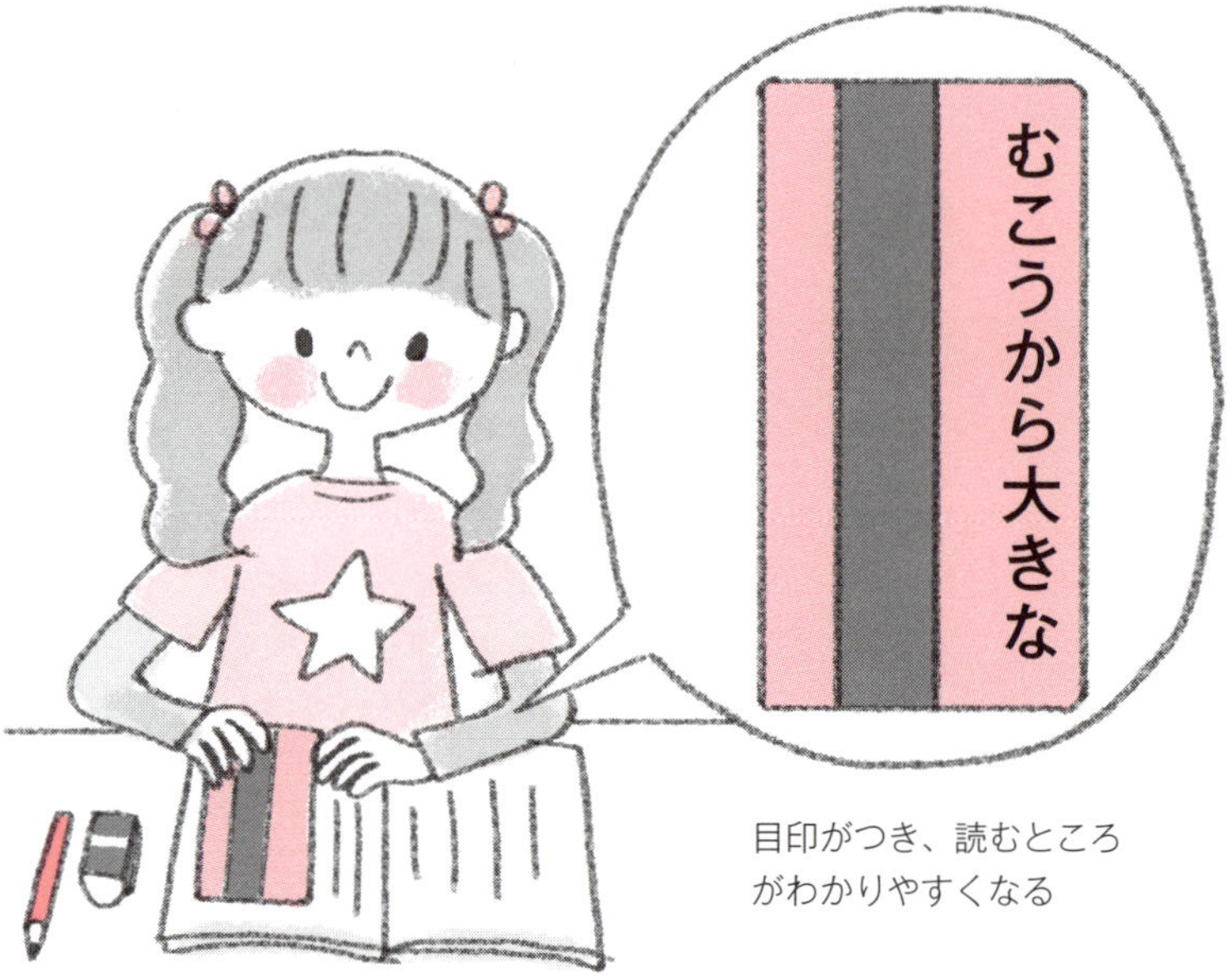

目印がつき、読むところがわかりやすくなる

リーディングルーラー（リーディングトラッカー）を活用する。読む箇所がピンポイントでわかり、文章が読みやすくなる

道具を使うことや事前の予習が効果的

読むことの苦手さには、音韻認識の弱さ（→P35）だけでなく、視覚系の機能障害なども関係していることがあります。これらの読みにくさは、道具によってサポートできることがあります。

例えば、上図のようなリーディングルーラーは、どの行を読めばよいかはっきりわかるので、飛ばし読みを防げます。ほかにも「ふりがなをふる」「音節ごとに斜線を入れておく」といった工夫でも、文字は読みやすくなります。

また、家庭で教科書にふりがなをふるようにするなど、事前に準備しておくと、授業のときに困るのを減らせるようになります。

親子で準備するのもためになる

国語の授業ではよく音読があります。無理のない範囲で、家庭で事前に準備しておくと安心です。

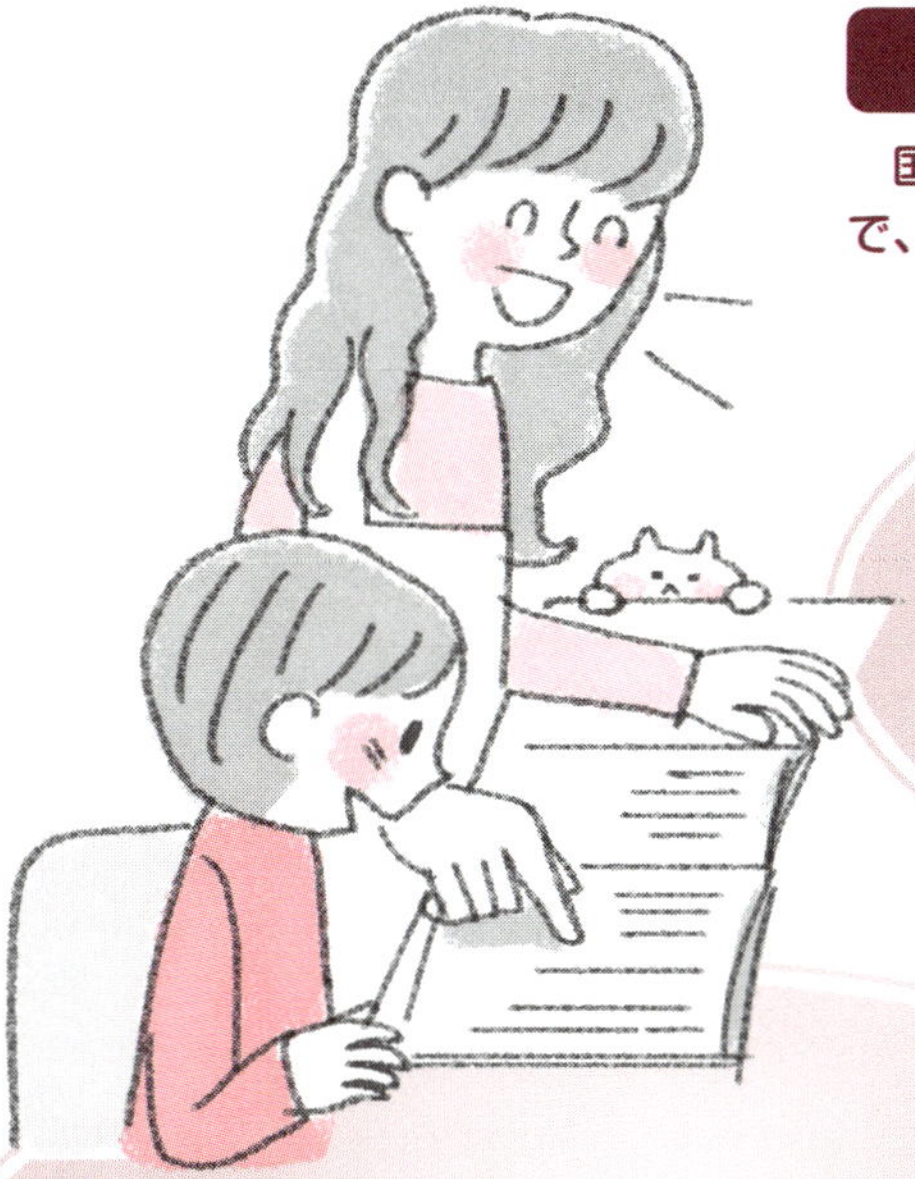

教科書の漢字にふりがなをふっておく

漢字が特に苦手な場合は、ふりがなをふっておく。このとき、正しい読み方・発音も練習する

単語や文節のまとまりごとに斜線やマーカーで印をつける

1文字ずつ読むなど、読み方がたどたどしい場合は、単語のまとまりや文を区切りがわかるように印をつける

むこうから／
大きな／犬が／
タロウの／もとへ／
はしって／きました

楽しく
苦手を改善するあそび・ゲーム❶

●絵本を読む

文字数が少なく読みやすいので、文字と発音をマッチングさせる練習としてぴったりです。絵がふんだんで、内容をイメージしやすい点もおすすめです。

●しりとり、逆さ言葉

しりとりや逆さ言葉は言葉の音を意識したり、読み順を操作したりするので、音韻認識のトレーニングになります。

●ひらがな・カタカナのマッチングゲーム

トランプゲームの神経衰弱の要領で、ひらがなの「あ」とカタカナの「ア」をセットにできればOKというもの。あるいは、カタカナの「ア」と「あめ」、「イ」と「いちご」というように単語の最初の言葉と合わせます。どちらも音韻認識を高めるのにおすすめです。

「読み書き」をサポート②

ノートや文房具を工夫して書きやすくする

手先の不器用さが原因で書くことが苦手な場合は、文房具を替えてみるのも一つの方法です。漢字を覚えにくい子の場合は、形を覚える練習をするのもよいでしょう。

使いやすい文房具を選ぶ

最近では、LDやADHDといった発達障害のある子ども向けのノートやえんぴつなどが登場しています。

●三角えんぴつ

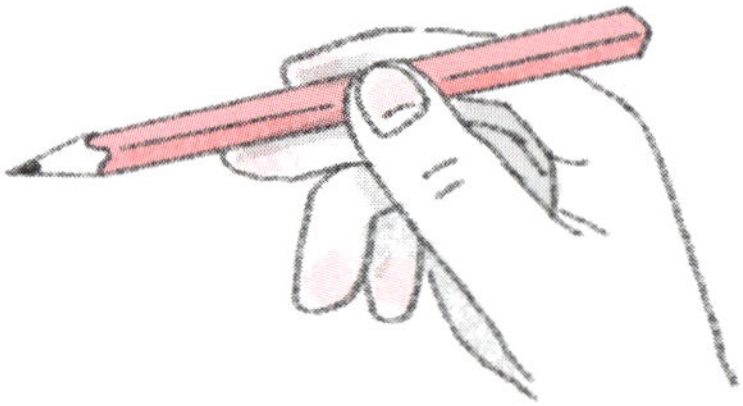

三角形だと親指と人差し指、中指で固定して、しっかり握れるので書きやすくなる

●マス目・補助線入りのノート

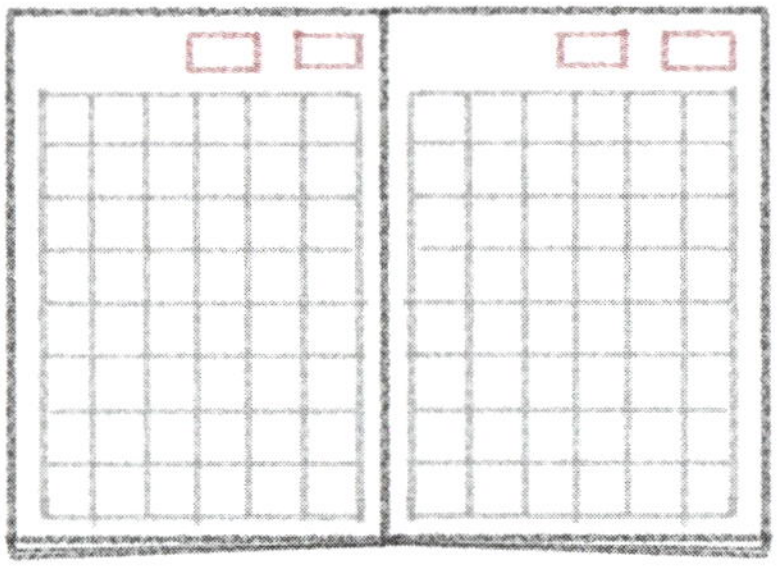

通常のノートよりもマス目のサイズが大きく、罫《けい》線《せん》も太くて見やすいものがある。また、マス目のなかにも補助線が入っているため、線を目印にして書くと文字のゆがみやかたよりを防ぎやすい

消しゴムも大きめで使いやすいものを

消しゴムを使うときに力を入れすぎると、ノートやプリントを破ってしまう原因に。子どもの指でもつかみやすい大きさで、軽い力で楽に消せるものを選ぼう

書く動作を助ける文房具を活用する

書くことには、視覚から得た情報を処理する力や協調運動の弱さなどが関係しています（→P42）。協調運動の弱さは手指の動作に影響し、書くことが苦手な原因になります。

小学校低学年ではよくマス目のあるノートが使われています。LDのある子はマス目のなかにバランスよく書けないことがあります。はみだしたり、字が小さすぎたりしてしまうのです。

この場合は大きなマス目で、補助線の入っているノートを使ってみましょう。枠が大きく、補助線により中心がわかるので字のバランスをとりやすくなります。

自己流の「かな・漢字」の覚え方をつくってみよう

書くのが苦手な子は、文字の形を覚えていないこともあります。単に書きとり練習をするのではなく、形を認識して覚える方法を試してみましょう。

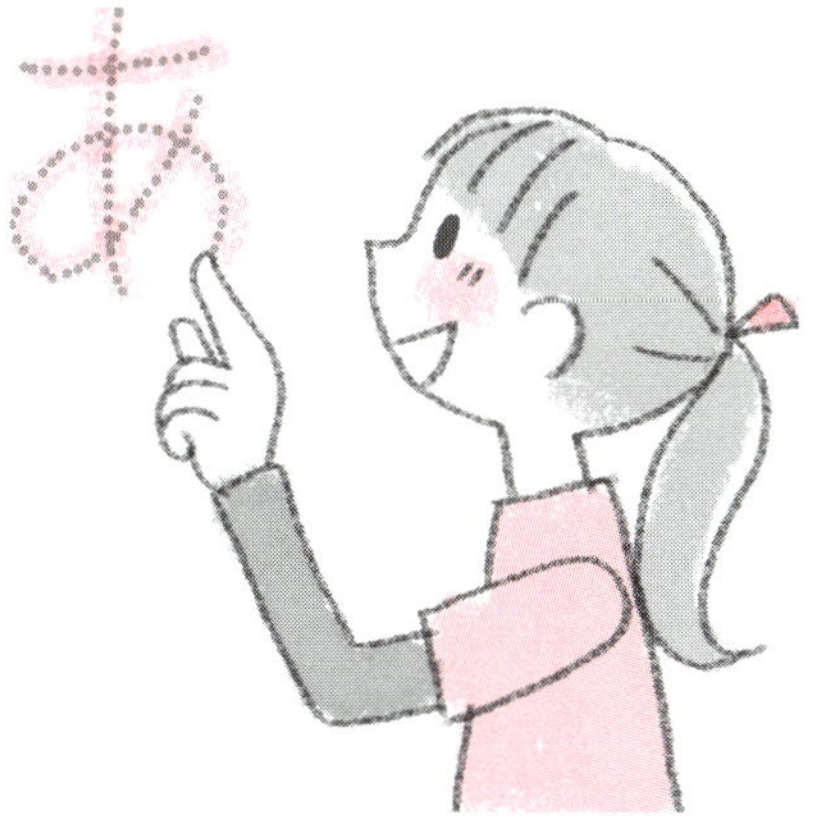

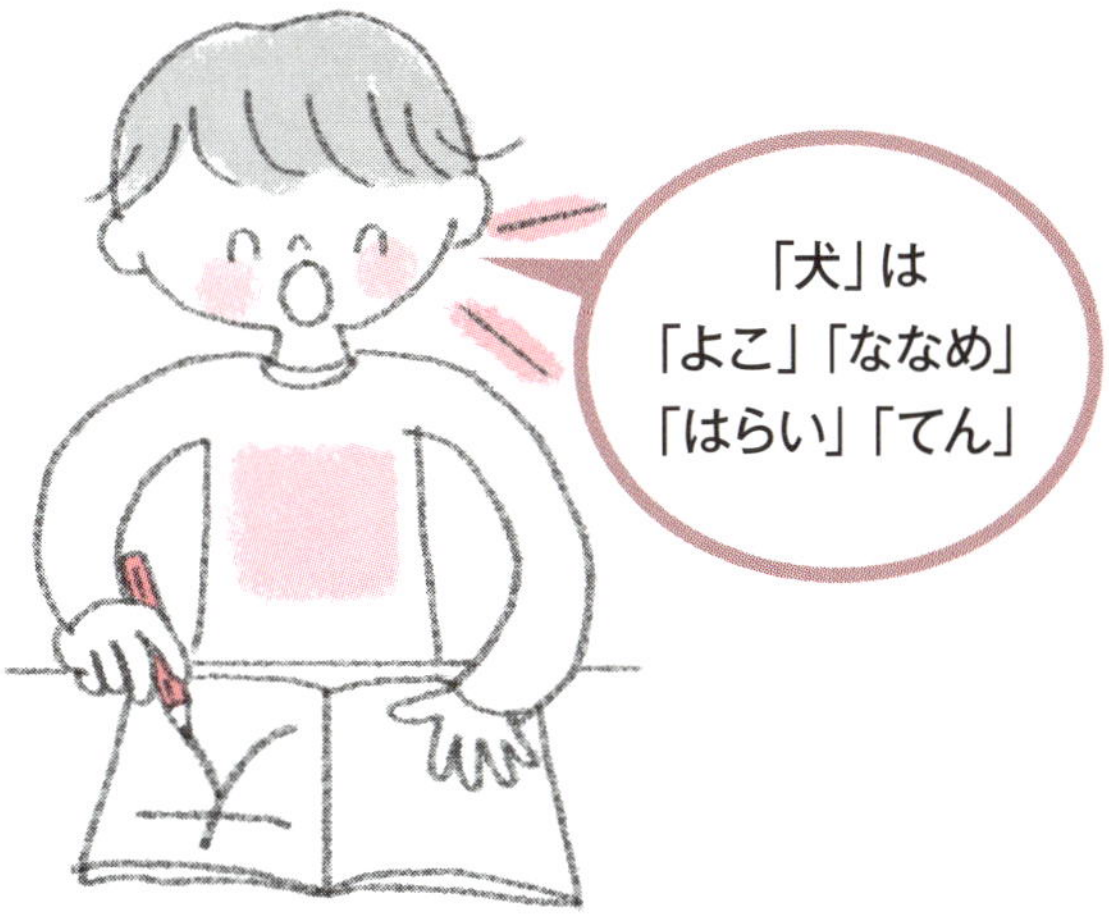

指でなぞったり、「空書き」したりして形を覚える

見本の文字を指でなぞる練習をする。空中に手を大きく動かしながら文字を書く練習をするのもよい

漢字の部品に覚えやすい名前をつけて覚える

漢字の部品ごとに自分で覚えやすい名前をつけて、声にだしながら書いてみる。授業中やテスト中は心のなかで唱えるように練習する

楽しく 苦手を改善するあそび・ゲーム❷

●粘土で形をつかむ

親子一緒に粘土で文字の形をつくってみましょう。実際につくってみると線の向きや位置、重なり部分など、文字の形をしっかり意識できるようになります。

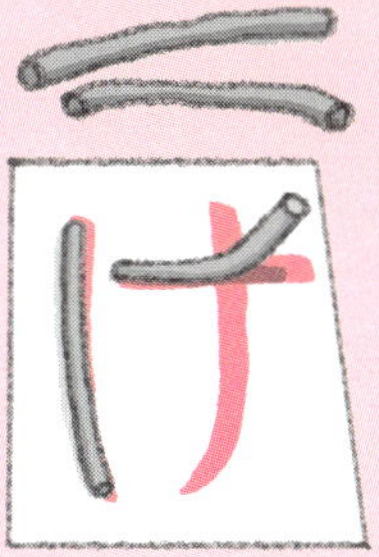

粘土を細長いヒモ状に伸ばし、文字の形にする

●漢字とイラストの組み合わせゲーム

例えば、「木」「花」「お金」「青空」などのイラスト・写真を用意します。そのイラストを見ながら、名称を漢字で書く練習をします。

漢字の読みが苦手な場合は、イラストや写真を見せながら、漢字が書かれたカードを提示して読む練習をしてもよいでしょう。

「読み書き」をサポート③

ICT機器で読み書きが楽になる

学習支援ツールとして、情報通信機器やソフトウェアを使ったICTが注目されています。LDなどの発達障害がある子どもにとって有効な支援手段となります。

子どもの困りごとを広くサポートできる

小学校ではタブレット端末やパソコン、電子黒板などのICT機器が導入され、授業で用いられることが増えています。これらはLDの困りごとの改善にも大いに役立つことがわかっています。

ただ、ICT機器の導入は学校によって状況が異なります。一人一台ずつのところもあれば、授業で必要なときだけ使うとか、グループで一台を使用するというところもあります。

そのため、つねに授業で利用したいときは、合理的配慮としての対応となる場合もあります。これは学校側が判断して決めることになります（→P61）。

さまざまな困りごとに対応しやすい

学習を助けるツールにはさまざまな種類があります。子どもの特性に応じて、カスタマイズしてみましょう。

読むの困りごとには

例えば

音声読み上げソフトを活用する。読んでいる箇所にマーカーがでたりするので、読みやすくなる。教科書を読み上げてくれる「マルチメディアデイジー教科書」というものもある。検索してみよう

書くの困りごとには

例えば

手書きが苦手でも、タイピングなら慣れるとスラスラ打てる場合もある。また、音声入力で記録するのも有効

聞くの困りごとには

例えば

聞き間違いや聞きもらしを防ぐため、授業の音声を録音して、あとで聞き返す

画面調整やアプリでサポート

タブレット端末やパソコンを使用する場合、機能を調整したり、アプリを活用したりすることで、困りごとをさらに軽減できます。

読みやすい文字の大きさ、フォント（書体）に変更する

ズーム機能で拡大する。また、「ユニバーサルデザインフォント」と呼ばれる文字の形が認識しやすい書体に変える

画面の明るさやコントラストを調整する

特に視覚系の弱さがある場合は、画面の明るさ、コントラストの調整も大事。「どれが見やすい？」と子どもに確認しながら、見やすい明るさ、色調に調整しよう

電子辞書で「?」をすぐに解決

印刷物を読むのが苦手な子は、辞書や辞典をひくのが難しいことがある。各種辞書アプリを入れておくとよい

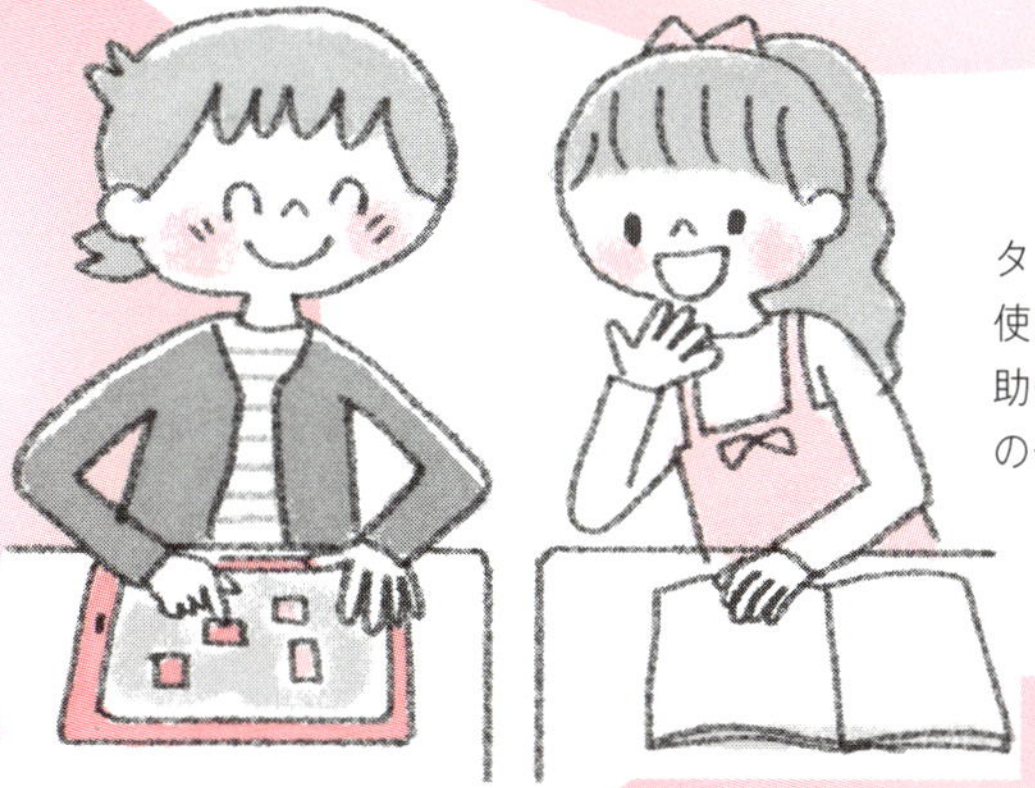

タブレット端末を共同で使うことも多い。互いに助け合いながら使用するのもよい学びとなる

指やタッチペンで入力。またはキーボードを使用する

指（フリック入力）やタッチペンによる入力にする。もしくはキーボードを接続して使用する

学習用のアプリで楽しく取り組める

漢字学習や読み方の練習など、学習用のアプリの利用も有効。ただし、子ども一人ひとりの特性によって、効果が期待できるアプリは異なる。使用する前に特別支援教育の担当の教員といった、詳しい知識をもった先生などに相談しよう

「計算・推論」をサポート①

視覚的なアプローチで理解しやすくなる

数・量の概念やかぞえ方をわかりやすくする指導方法はいくつかあります。つまずきやすい部分によって、サポートのしかたを変えていきます。

おはじきやカードを使ってゲーム感覚で

実物を使いながら数をかぞえたり、数字と結びつけたりすることがスムーズにできるように練習します。ゲーム感覚で実践してみましょう。

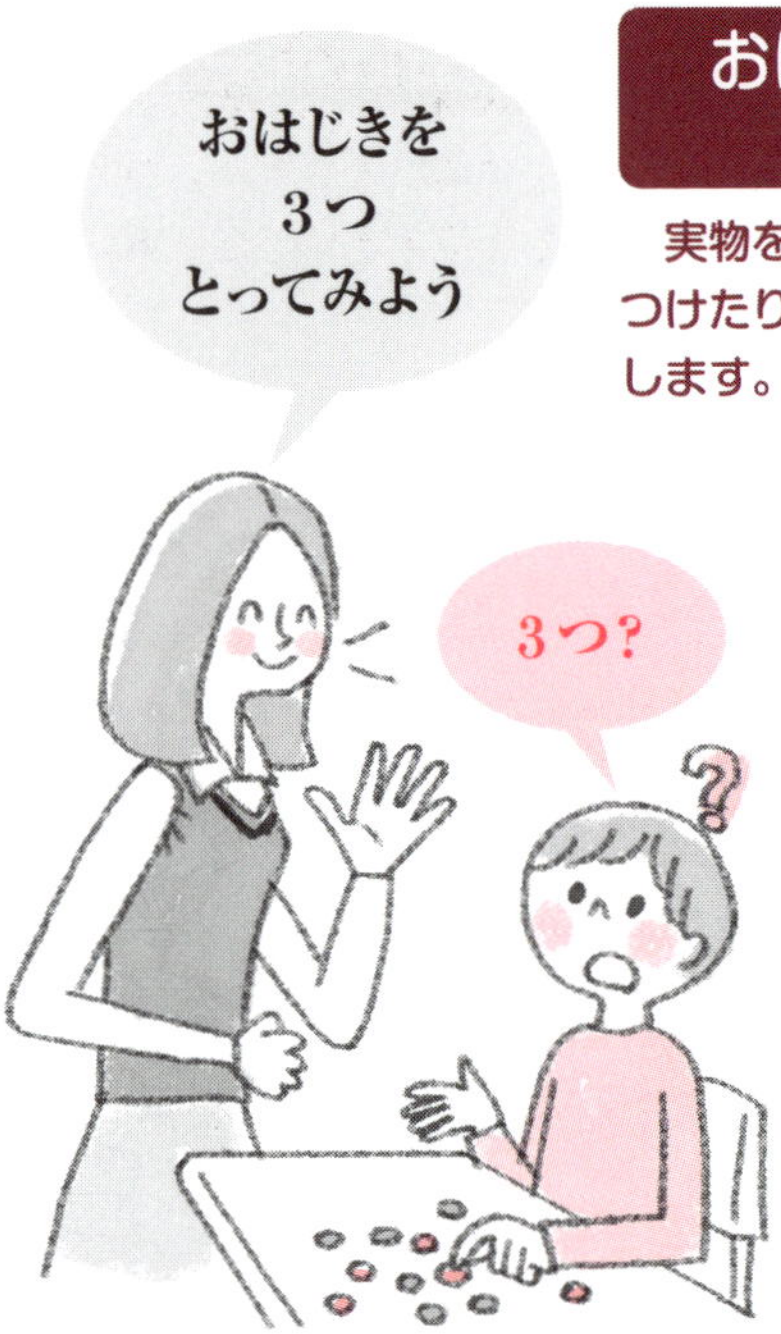
おはじきを3つとってみよう
3つ？

数の分、おはじきを置く

目で見てわかるように数を示す。その示した分だけ、おはじきを置いていく。わからないときは、ヒントをだしてあげよう

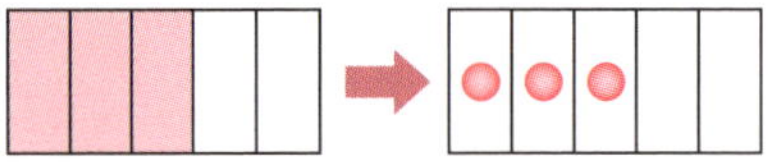

すごろくゲームで感覚をつかむ

すごろくでコマを進めるときに「1・2・3……」と数を声にだしてもらう。最初は本人のわかる数だけを入れたサイコロでやってみよう

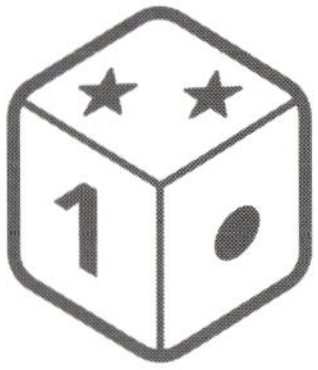

数字以外のあらわし方も混ぜてみよう

個数とカードを合わせる

数字を書いたカードとおはじきを用意する。指示した数だけおはじきの個数をかぞえてもらい、さらにそれと数の同じ数字カードを選んでもらう

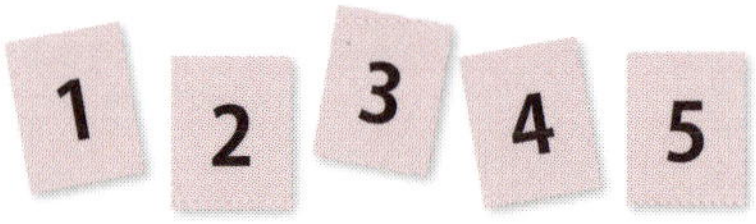
1
2
3
4
5

ノートの使い方で計算しやすくする

筆算やかけ算が苦手な場合、計算しやすいように書き方を整理してみましょう。

マス目のあるノートで数字の桁をそろえる

筆算をするとき、数字の位を間違えると計算ミスが起こる。特に視覚的認知が弱いと、計算式を書くときにこうしたミスをしやすい。マス目のあるノートを使って数字の桁をそろえるように書く練習をしてみよう

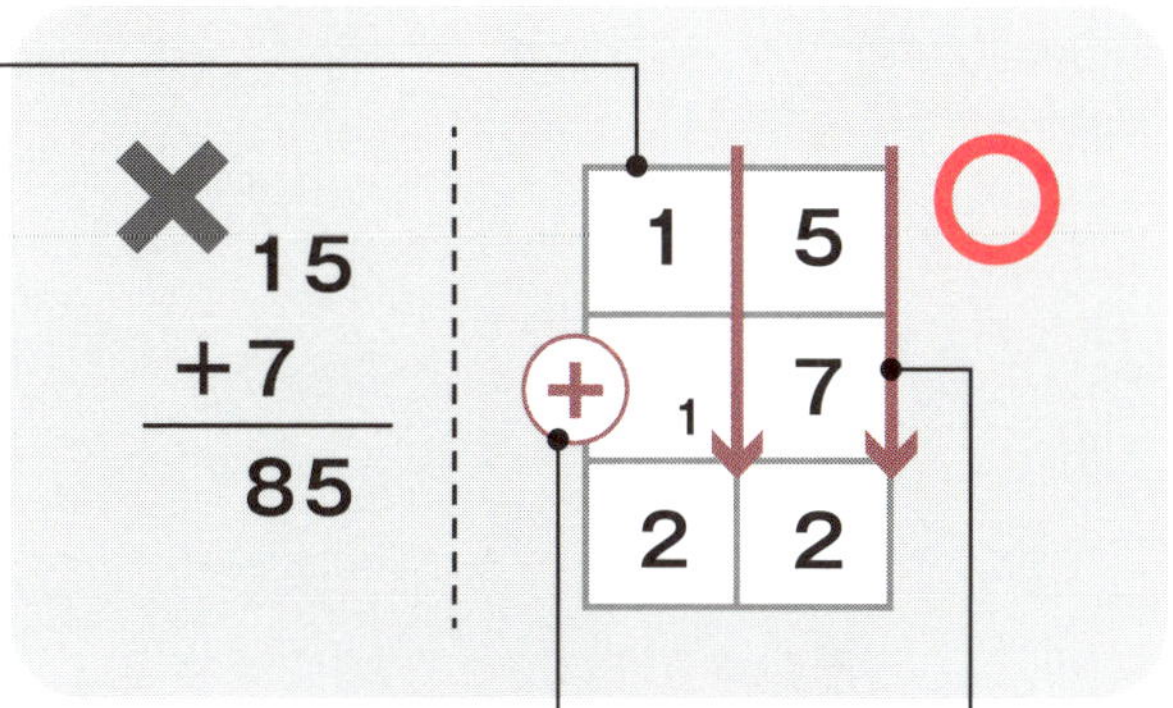

九九は自分流で覚える

通常の暗記法だと、「さざんがく」「さぶろくじゅうはち」など、数字の読み方が混ざってとまどう子もいる。「1かける2は2」というように、短縮せずにそのままのほうが覚えやすいことがある

補助線や矢印で計算する流れを示す

最初に「＋」「－」に丸などをつける。どの数字とどの数字を計算するのかがわかるように矢印を引き、その流れに沿って計算する。くり上がりの数字をどこに書くのかも決めておくとよい

算数の計算が苦手な背景には、数や量の理解、計算のルールがわからないといった要素があります（→P48）。算数の基礎となる部分なので、できるだけ早い段階でサポートすることが大切です。

道具を使って数や量を意識できるようにする

まず、数字がきちんと書けること、実際の数と数字を一致させることを目指します。道具を使って視覚的にアプローチすると、わかりやすくなります。家庭で宿題を見てあげるときにも取り入れてみましょう。

また、小学校低学年の算数は、数のまとまりと分解を理解できることが重要です。例えば、「2」にいくつたせば「10」になるか、「1」〜「9」の数字を使って「10」になる組み合わせをつくるといった練習をします。

ノートの使い方や計算式の書き方でミスを減らせることもあります。実践しながらその子に合った方法をさがします。

「計算・推論」をサポート②

順序立ててイメージできるように説明する

算数の文章問題や国語の読解問題に取り組むときは、情報を一緒に整理してみましょう。イメージを促すことで理解しやすくなります。

文章問題は図・イラストを使って

書かれていることを図にしたり、数字をチェックしたりして、情報を整理します。慣れてきたら頭のなかでイメージできるように練習していきましょう。

でてきた数字に印をつける

書かれている数字を丸で囲むなど、印をつけておく

「たろうくんは、りんごを5こもっています。となりのおばさんから4こもらい、おとうさんが6こかってきました。りんごはぜんぶで、なんこありますか」

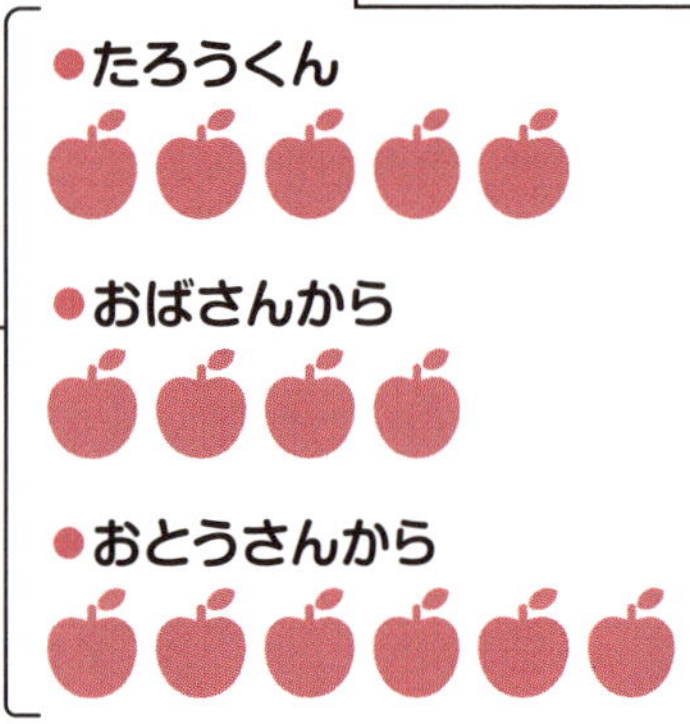

ぜんぶで → たす？ ひく？

キーワードになる言葉をチェックする

「～からもらった」や「～にあげた」とか、「あわせて」「のこりは」など、計算のヒントになる言葉を確認するクセをつける

文章を図解してみる

文章を読み、その内容を図にしてみると整理しやすくなる

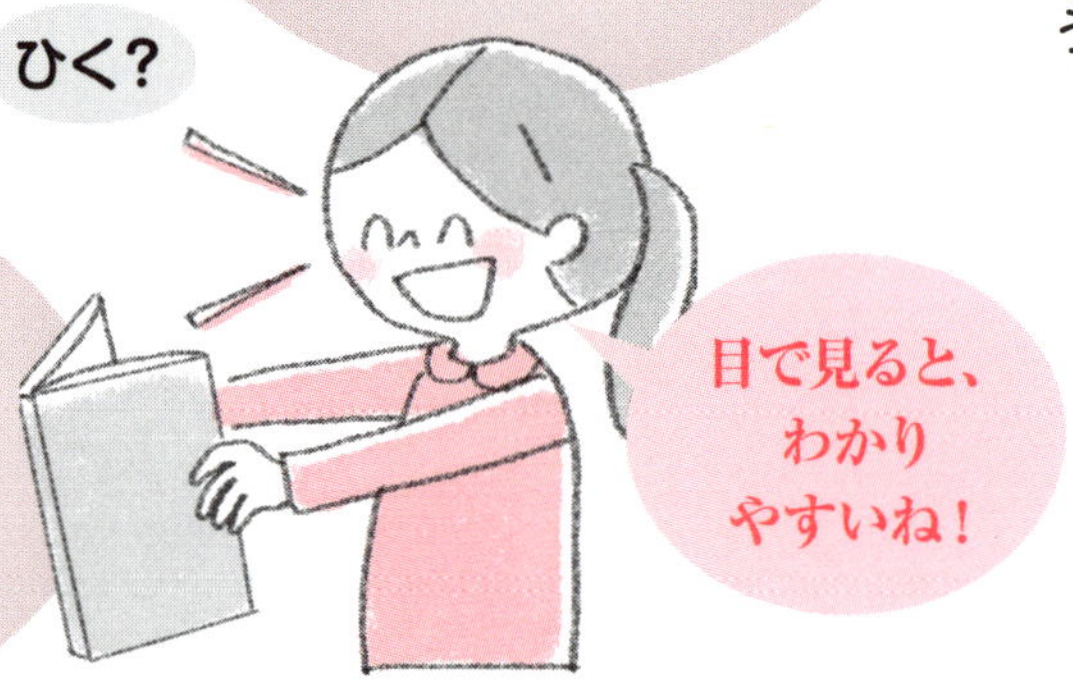

「なおちゃんは、おともだちから、お花を5本もらいました。かえりみちで、1本おとしてしまいました。ないていたら、おとなりのおねえさんが2本くれました。なおちゃんがもっているお花はなん本でしょうか」

会話をしながら、絵を描く方法も

会話をしながら、文章問題の場面を自分でイメージできるようにする練習もあります。

子どもが数字を答えたときに、「そうそう！　ここに書いてあるね」と下線を引いて注目させる

① 「はじめにもっていたお花はなん本かな？」

本人「5本！」

最初にもっていた花の本数を聞いたら、実際にその数だけ花を描いてもらう

↓

② 「次にお花はどうなったの？」

本人「1本落とした！」

落とした花を絵であらわしてもらう

↓

③ 「次にどうなったのかな？」

本人「2本もらった！」

もらった花を絵であらわしてもらう

↓

④ おはじきなどで再現する

会話をしながら、絵であらわしていたのをおはじきやシールなどに置き換えておこなう。場面をイメージしながら数式を立てることの練習になる

イラストやキーワードで考えやすくなる

文章問題では、文章から必要な情報を取りだし、数式を立てることが求められます。つまり、数的推論の力（↓P49）を活用し、式を立てる必要があります。

文章問題が苦手なLDの場合、こういった操作をすることが難しくなります。

そこで、イラストやキーワードなどで数字を図にし、この操作の部分を「見える化」します。そうすると、本人が順序立てて数式を考えやすくなります。

算数（数学）というのは、論理的思考が必要となる最たるものです。こうした練習は論理的思考の練習になるともいえます。

ただ、論理的思考はLDがなくても苦手な人は多いです。「一〇〇点を目指そう」といった気負いはやめましょう。大事なのは「答えが合っているか」ではなく、「どうしたらいいか考える」過程にあります。

「聞く・話す」をサポート

急かさず、一つずつ確認しながら進める

頭のなかで話をまとめやすくなるような聞き方をしましょう。
また、視覚で情報を補うと聞きやすくなります。

話をまとめる手伝いをする

言葉につまったり、話の内容が支離滅裂になったりするのは、話の組み立て方がわからないことも関係します。それを助ける言葉をかけましょう。

5W1Hで話を進める

話すのが苦手な子は、頭に浮かんだ言葉をそのまま口にしがち。そこで、①～⑥の順番に沿って話すように促してみよう

① When? いつ?
② Where? どこで?
③ Who? 誰が?
④ What? なにを(した)?
⑤ Why? なぜ?
⑥ How? どんなふうに?

↓

自分(相手)はどう感じた?

その事柄について「自分がどう思ったのか」「相手はどう思っているか」を考えることも促してみよう

親子で会話をするときには

親子で会話するときには、わかりにくい話し方を責めたり、叱ったりしない。必要な情報を尋ねるなど、会話の展開を手助けしてみよう。また、会話は訓練ではなく、楽しむものという気持ちで

状況や経緯を一つずつほぐしてわかりやすくする

話すことが苦手な子には、順序立てて話しやすいように、言葉をかけてあげると効果的です。例えば「5W1H」を用いて、状況や経緯を順番に質問してあげると話しやすくなります。話すことを一緒に整理していきましょう。

聞くことが苦手な場合には、話しかけるときに、視覚の情報をプラスすると、「聞く」困難さをカバーしやすくなります。学校では合理的配慮(→P62)によって、こうした工夫がすでにおこなわれているところもあります。そうした場合も、家庭でも取り入れるようにするとよいでしょう。忘れ物や宿題忘れを防げるようになります。

視覚の情報で聞きとりを助ける

聞き間違いや聞きもらしをしやすいので、次の点に配慮して伝えるようにします。

イラストや写真と文字の情報でわかりやすく

口頭だけでは伝わりにくいことは、イラストや写真をつけ、目で見て確認できるようにしよう

一度に複数の話をしない

要件は一つずつ伝える。複数の要件を伝えるときには、カードなどでも示し、次になにをするのか見ながら確認できるようにする

静かな環境でゆっくり話す

指示や大事なことを伝えるときは、周囲がさわがしくないときにゆっくりと話すようにする

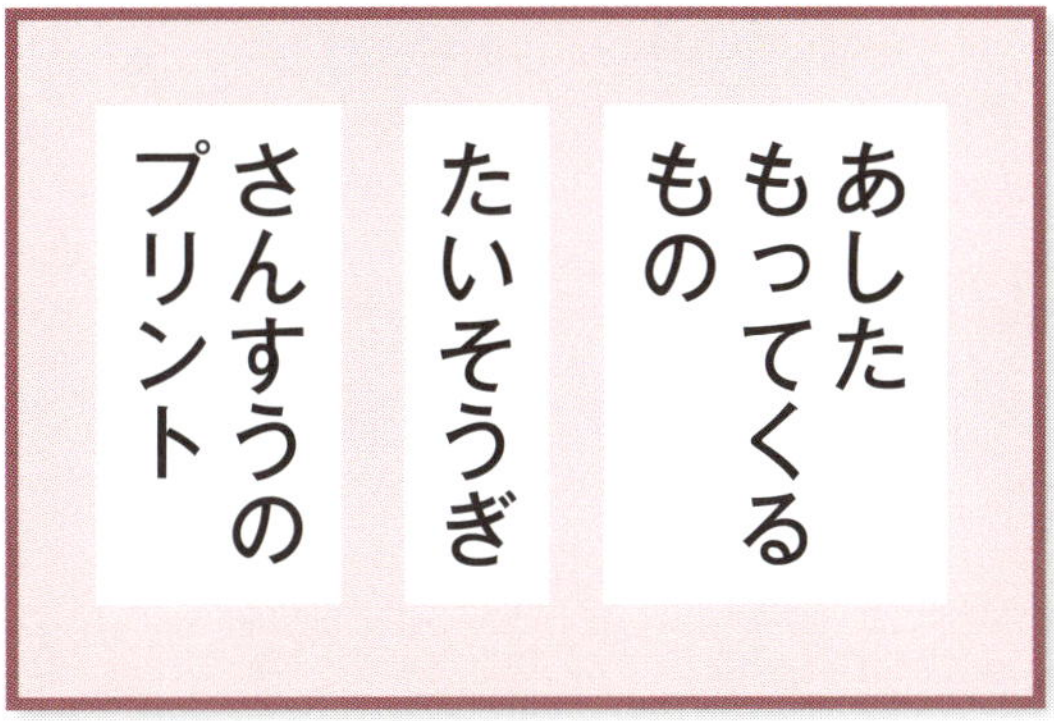
あした もってくる もの
たいそうぎ
さんすうの プリント

宿題のプリントや提出物、準備するものは、見てわかるように黒板に貼る

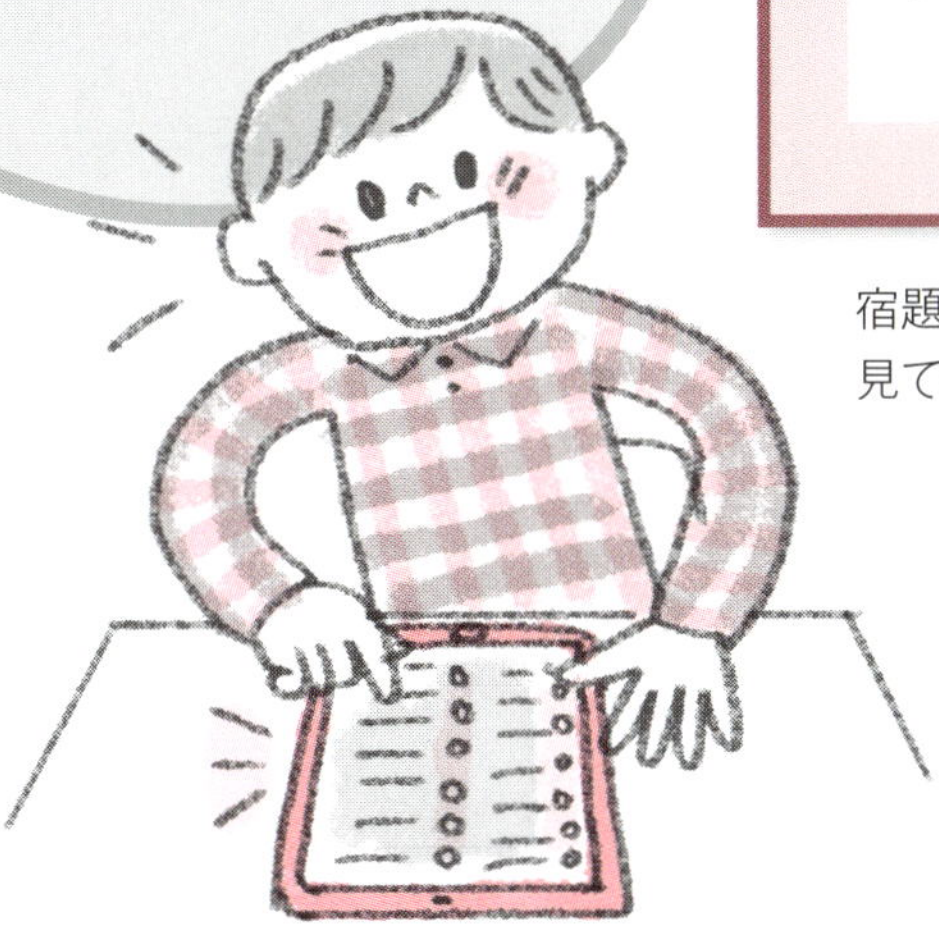

リアルタイムで話した言葉から要約した文章を記録し、表示するPC・タブレット端末用のソフトもある。授業に導入することで聞きとって情報を得ることが苦手な子を助けることができる

COLUMN

放課後等デイサービスの利用も考えてみよう

活動やあそびを通して自立を促す

家庭で勉強を見てあげたくても、家庭の都合や学習内容によっては、難しいことがあると思います。このようなときには「放課後等デイサービス」の利用を考えてみましょう。

放課後等デイサービスとは、放課後や夏休み・冬休みなどの長期休みに施設に通って支援を受けられるサービスです。

通常の学童保育と違って、ＬＤなど、なんらかの障害があるとされる六～一八歳が対象です。

子どもの特性や困りごとを理解し、その子に適した学習方法や余暇活動のプログラムを取り入れています。

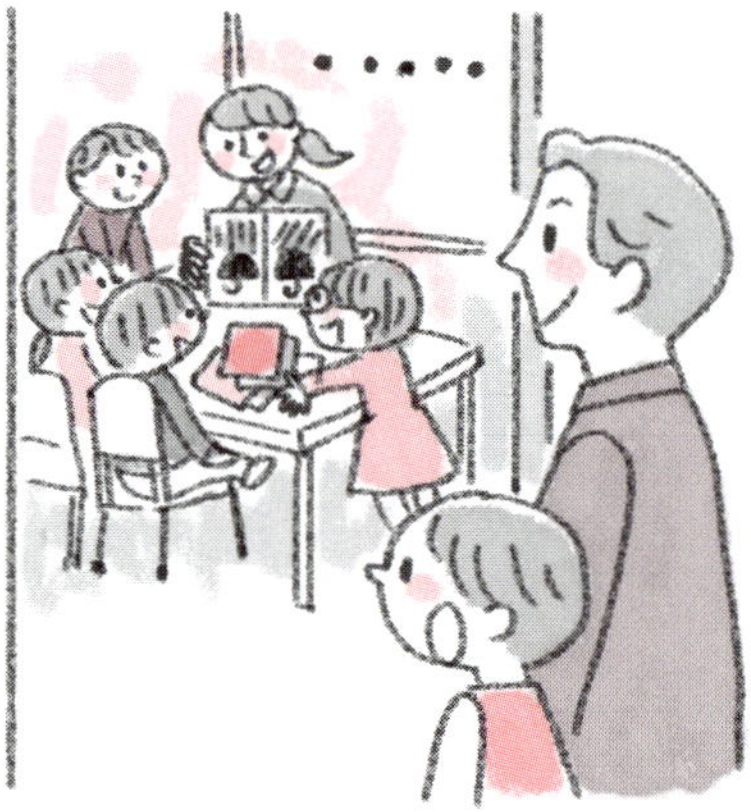

親子で見学や体験をして、子どもの反応を見てから決めよう

通所受給者証を取得してサービスを利用する

放課後等デイサービスの利用を希望する場合は、居住している自治体の福祉担当窓口などに問い合わせます。希望する施設の空き状況などを確認し、事前に見学や体験をしてみましょう。

審査に通れば通所受給者証が交付されることになっています。これによって利用料金の九割が公費から給付され、自己負担は一割ですみます。

また、所得に応じて負担上限額が設定されているので、上限額を超えてもそれ以上は費用がかからないようになっています。

⑤

家庭で親ができること

家庭ではどう支え、育てていけばよいのか悩むこともあるでしょう。成長に伴って必要なサポートも、そのやり方も少しずつ変化します。子どもの様子をよく見て、柔軟にサポートしましょう。

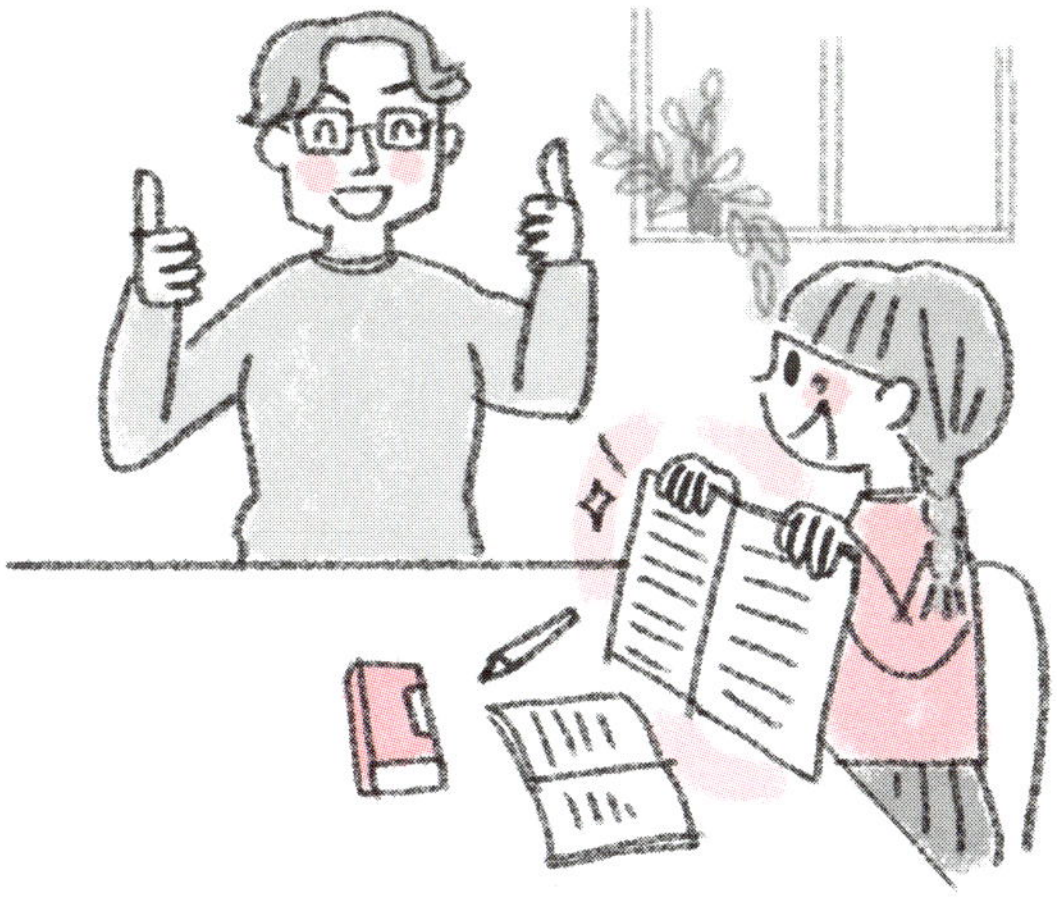

接し方①

子どもの困りごとに一緒に向き合う

LDの特性による悩みで、子どもはつらい思いを抱えていることがあります。一緒に向き合い、受け入れることから始めましょう。

そのままを受け入れ、できることを考える

LDのある子は、「どうして自分はみんなと同じようにできないの?」という強いストレスを抱えています。だからこそ親は一番の理解者として、その特性も含め、ありのまま子どもを受け入れましょう。そのうえでその子ができることや、よい部分を伸ばす手伝いをしていきます。

子どもが「みんなと同じように計算できない」とか「みんなと一緒に読めない」と話したときは、「計算は苦手かもしれないけれど、お絵描き上手だよ」というように、得意なこととセットで答えるなど、できることにも意識を向けるような声がけをしましょう。

特訓や見守りが逆効果になることも

「苦手を克服させたい」といった親ごころや「いつかはできるようになる」といった見守りが、かえって子どもの負担になることがあります。

特訓はNG

ただドリルや問題集をひたすらやって特訓しても効果はない。「がんばってもできないこと」を続けさせられると、かえって子どもの自尊心が傷つく

「そのうちできる」とそのままにしない

LDを受け入れることと、そのままにしておくのは別のこと。「そのうちできるようになるはず」となにもしないでいると、その間も子どもは困り続け、学校が嫌になることも

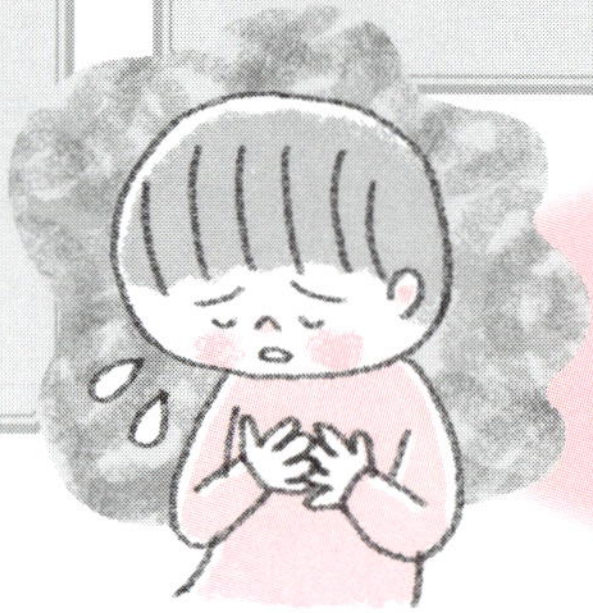

寄り添って一緒に特性と向き合おう

特性について親子で向き合う

LDによる特性や困りごとは、一人ひとり違います。その子がどんな特性があるのかを理解し、親子で一緒に対処法を考えていきましょう。

苦手なことを把握する

適切な配慮をするために、「どんなことが苦手」で、「どんな困りごとがあるのか」を具体的に把握する。子ども本人だけでなく、担任の先生とも話をしよう

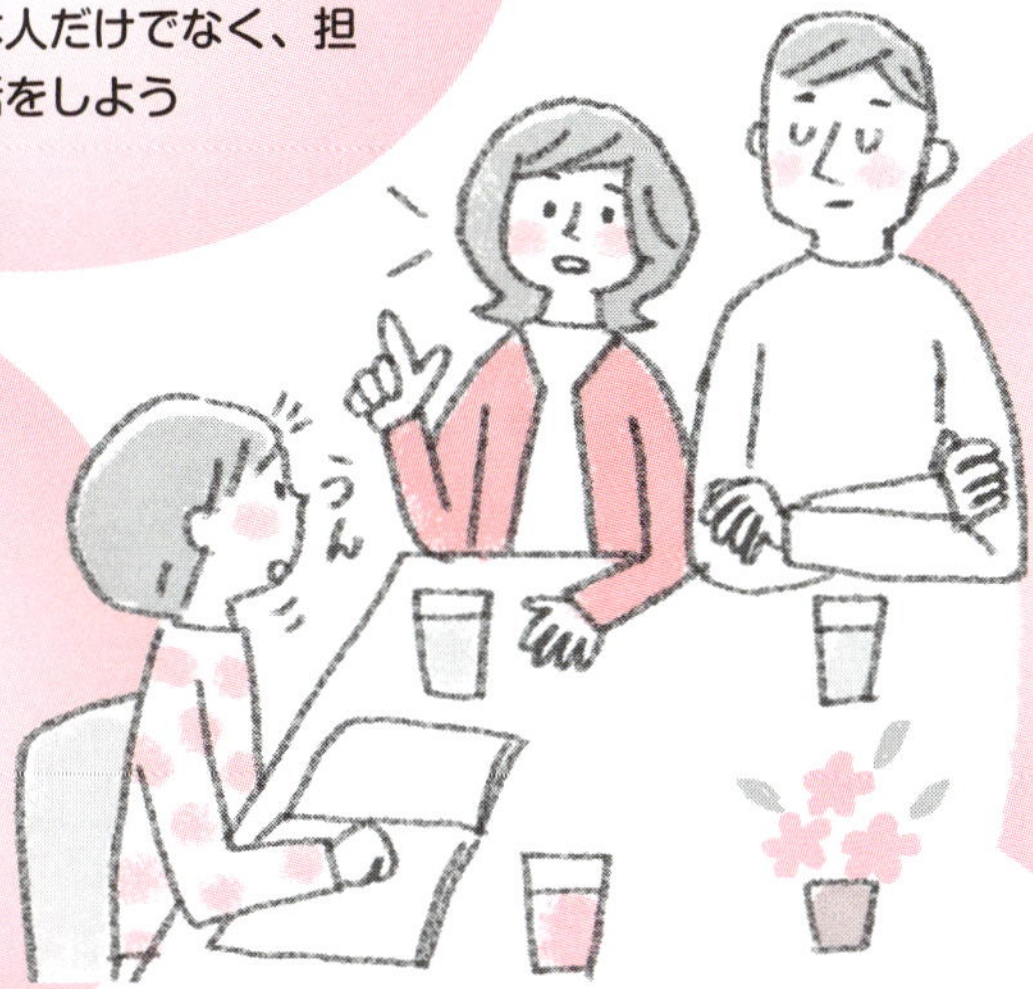

できること、得意なことを見つける

苦手なことばかりを気にしていると、親も子もつらくなる。子どもが得意なことや好きなこと、夢中になっていることを見つけよう。その部分を伸ばすように心がける

きょうだいや友だちと比較しない

一番つらい思いをしているのは本人。誰かと比較する言葉は使わず、その子自身のがんばりに目を向けよう

家庭内でのルールを決める

子どもの苦手を考慮して、困りごとを起こりにくくする工夫を家族全員で実践する

「やらなければならない」ことは少しでも楽にできる工夫を

申請書といった手書きが必要な場面があるなど、将来的なことを考えると苦手でも取り組まなくてはならないことはある。その場合、どうしたら楽に取り組めるのかを本人と一緒になって考えよう

親は子どもの特性に応じた対処を

「お願いは一つずつ伝える」「イラストやカードを使って自分で確認できるようにする」「大きな字で書く」「一度きりではなく、くり返し教える」など、苦手な部分をフォローしよう

接し方②

できないときはよりよい方法を一緒に考える

LDのある子は、どうしてもうまくいかないことが多くなりやすいです。できたときは存分にほめ、できないときは大丈夫だと伝えましょう。

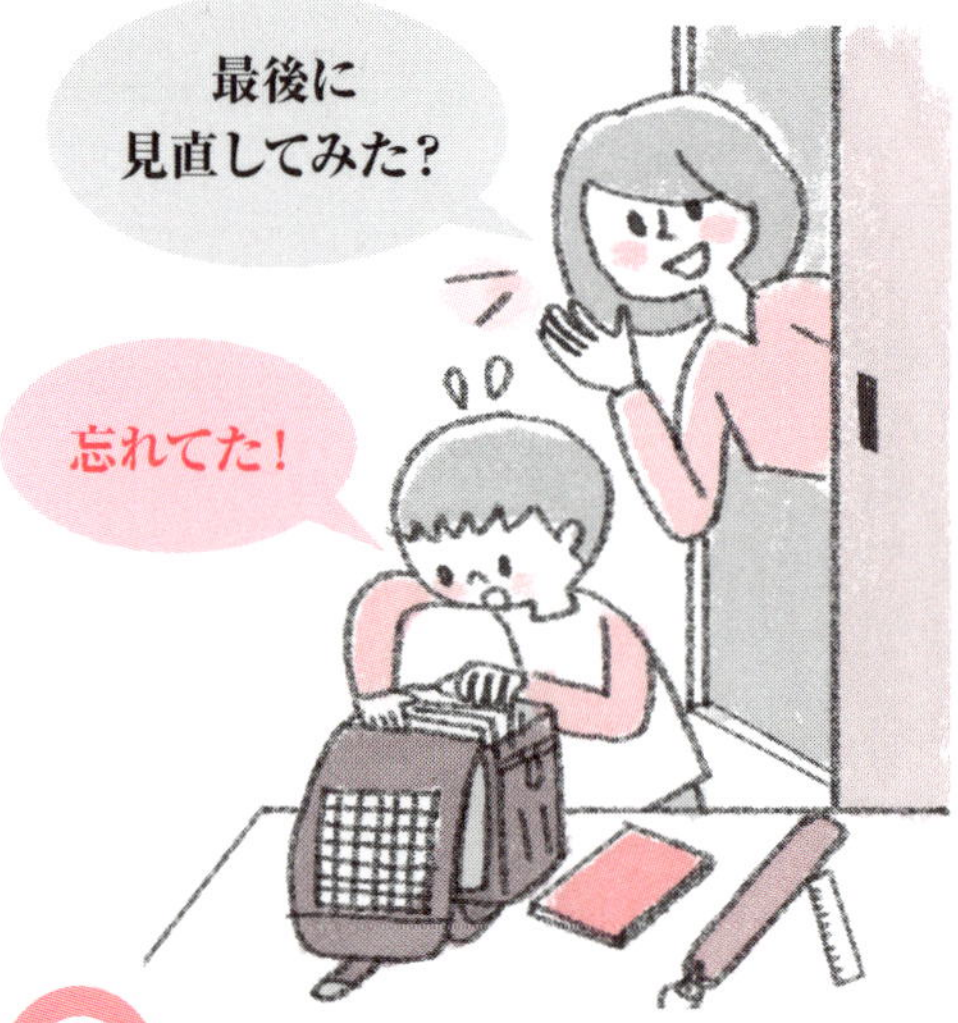

叱るよりも大切なこと

LDの特性による失敗を、叱ったり責めたりしても解決しません。次に目を向けることが大切です。

×「ちゃんとやりなさい」はNG

本人はとてもがんばっている。こうした言葉で注意しても本人にはどうしようもなく、傷ついてしまう

○次はどうしたらいいかを話し合う

どうすればミスを防げるのか、親子で一緒に考えよう。一度でうまくいかなくても大丈夫。試行錯誤しながらスムーズにできる方法をさがしていこう

自己肯定感が下がらないように見守って

本人ががんばっていても、LDの特性のためにうまくいかないことがあると思います。こうしたことがたび重なると、できない自分を責め、自己肯定感が低くなりがちです。これが二次障害（→P54）の原因になることもあります。

LDのある子と向き合うときに大切なのは、できたときにほめること、そして失敗したときの対処法を考えることです。

子どもがその子なりに努力し、がんばってできたときは大いにほめましょう。失敗したときは、次はどうしたらよいのかを一緒に考え、自己肯定感を保てるようにすることが大切です。

子どもに言葉をかけるときに気をつけること

ほめるときや注意を促すときには、次の点を意識してみましょう。

ほめるときは具体的に

「どこが」「どんなふうに」よかったのか具体的に伝えよう。また、言葉と態度の両方で喜びをあらわすと、子どもはさらにうれしくなり、次もがんばろうと思える

プロセスや努力に目を向ける

その子なりに努力しても失敗したり、できなかったりすることはある。失敗したときは「そういうこともある」と伝え、「○○のところ、工夫しててよかったよ」などと話してみよう。子どもの次への原動力になる

いつでも味方であると伝える

苦手なこと、できないことがあっても大丈夫だと子どもが思えるようになるには、親の支えが不可欠

励ましの言葉が子どもにはつらいこともある

励ますつもりでかけた言葉が子どもの負担になったり、つらい思いをさせたりすることがある

✕

「もっとがんばってみよう」
「やればできる」

本人にしてみればがんばっているし、できないから困っている

小さな目標が自信をつくる

成功体験があると自己肯定感が保たれる。目標を高くしすぎない。小さなことでよいので、「できた」「よかった」と思える経験を積み重ねると自信につながる

接し方③

学習面のサポートは子どもに合わせて

子どものために道具を選んだり、勉強方法を模索したりするとき、特性に適しているのか、子どもの気持ちに寄り添えているのか考えてみましょう。

子どもの様子を見守って

LDのある子ども向けの学習ドリルや勉強方法などがたくさんあります。活用するときは、子どものためになっているのか、子どもの様子を注意深く見守りましょう。

子ども自身が意欲的に取り組んでいる？

子どもがやりたくて取り組んでいるのか、イヤイヤやっていないか、つらそうにしていないか、気をつけてあげよう

親が喜ぶから無理をしていることも

子どもは、親が自分のためにやってくれていることだとわかっているもの。期待に応えようと無理をすることもある。無理をしていないか、様子を見守ろう

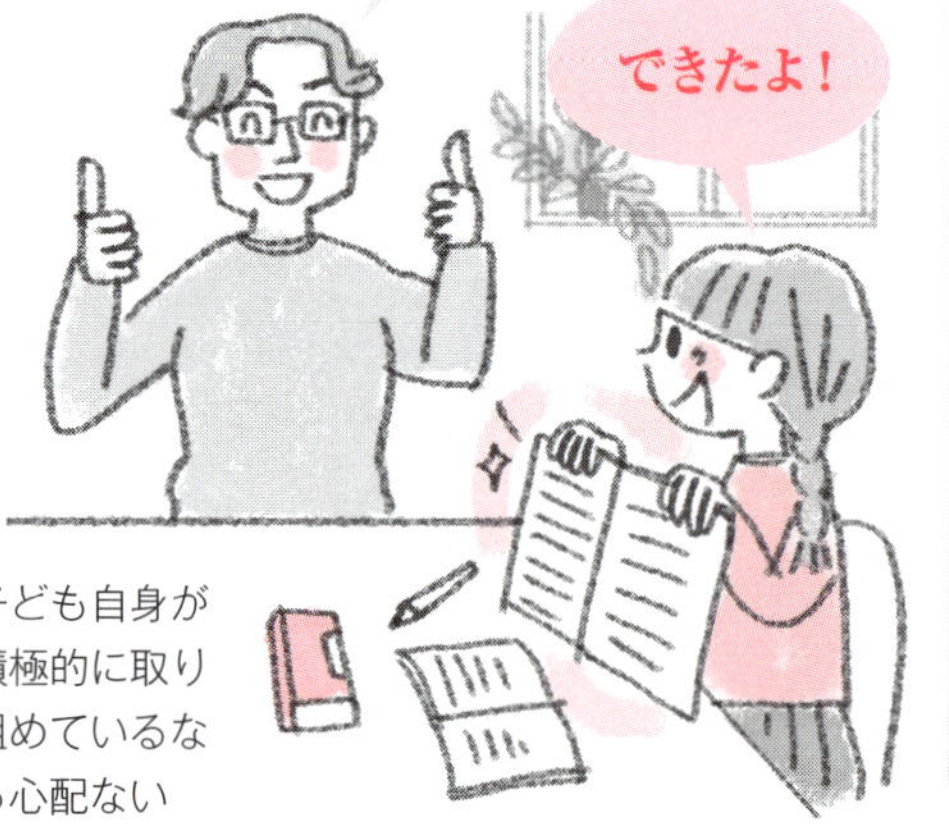

子ども自身が積極的に取り組めているなら心配ない

その子に適した方法をさぐるには時間がかかる

LDによる特性は一人ひとり異なります。そのため、学校での合理的配慮（→P62）や通級（→P64）での指導でも担任の先生や特別支援教育コーディネーターなどがその子に合った方法をさぐり、見直しや改善を図るのが一般的です。

家庭で親が子どもの勉強方法を考えたり、便利ツールを選んだりするときも、最初からしっくりこないこともあります。

良かれと思っていろいろやらせたり、道具を買いそろえたりしても子どもには合わないということはあります。子どもの様子を見ながら、特性に合ったものをさぐっていきましょう。

適した方法は一人ひとり違う

子どもの勉強方法やサポートのための道具選びについては、専門的な意見を聞いて参考にするのがよいでしょう。

支援グッズは子どもに合ったものを選ぶ

ノートやえんぴつ、タブレット端末やアプリなどを選ぶときは「LD向けだから」と考えるのではなく、子どもの特性に適しているかを考慮しよう

子ども自身に選んでもらってもよい

子どもが自分で選んだもののほうがやる気がでることもある

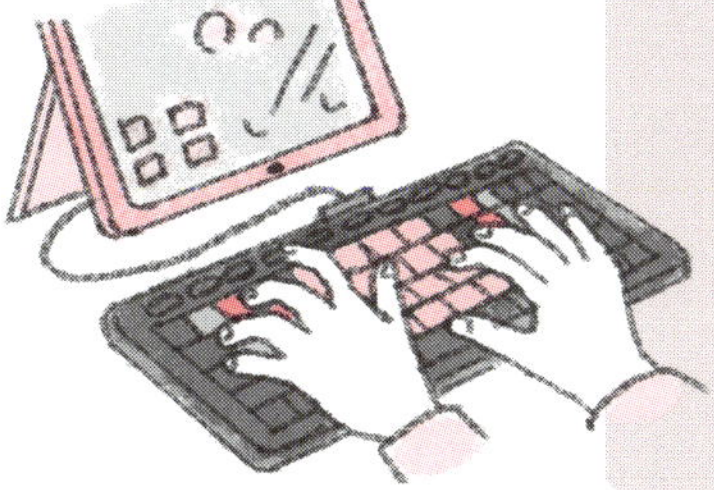

勉強法や支援は学校と共有を

家庭での学習法や宿題を見てあげるときの注意点などを担任の先生に聞いてみよう。先生と親が異なるアドバイスをすると子どもが混乱するため、やり方は統一したほうがよい

道具の使用や要望もよく話し合って

一般的な支援ツール以外に、タブレット端末のキーボード、ヘッドフォンなど、個人で使用したいものがあるときもできるだけ担任の先生と情報共有しよう

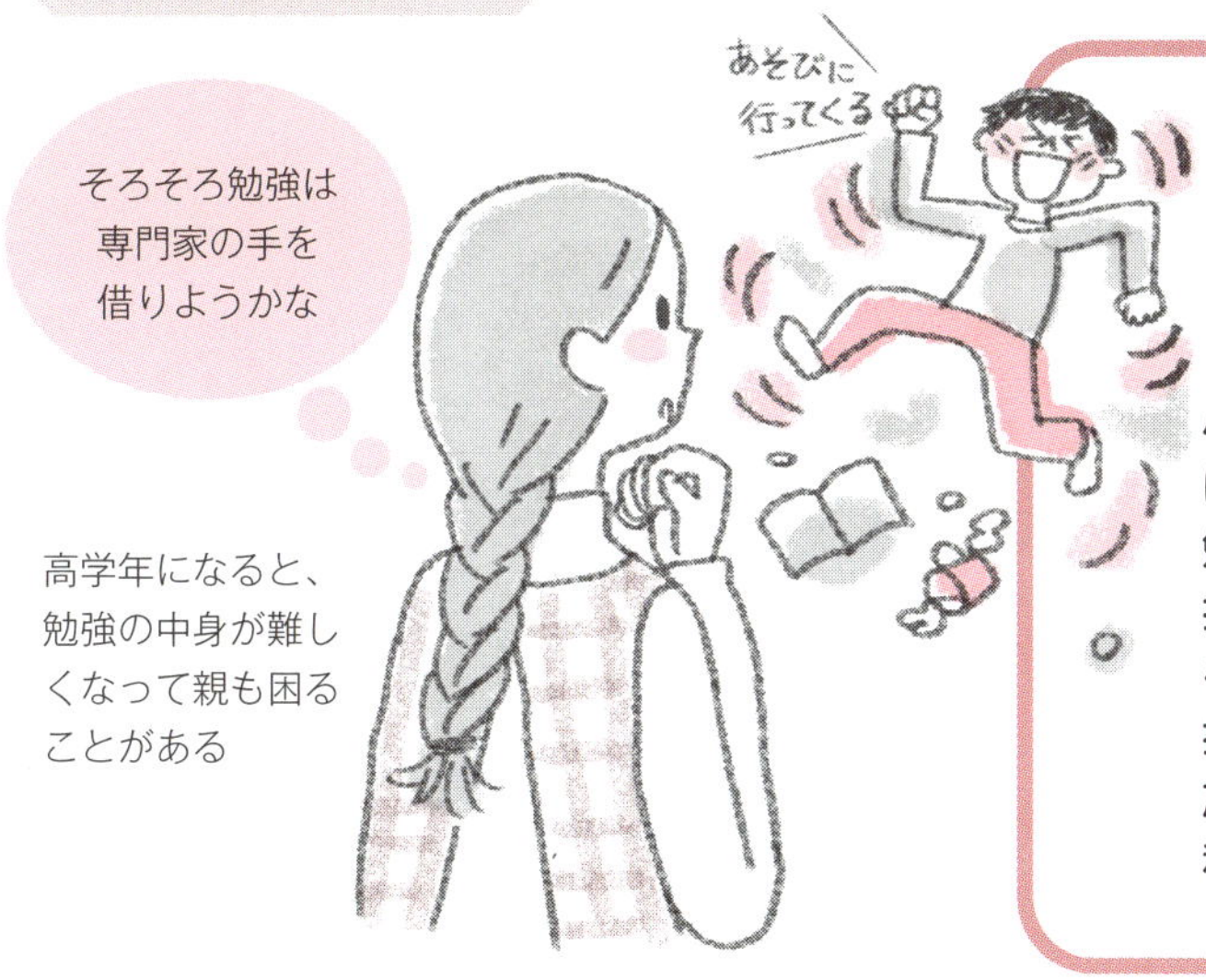
あそびに行ってくる
そろそろ勉強は専門家の手を借りようかな

高学年になると、勉強の中身が難しくなって親も困ることがある

小学校中・高学年になったらプロの手を借りる方法も

小学校低学年のうちは勉強を親が見てあげることも多いが、中・高学年になると勉強が難しくなってきたり、子どもが反抗したりすることもでてくる。親が教えることが難しい場合は、発達障害の学習指導を専門におこなっている民間の塾や放課後等デイサービス（→P86）などを利用することも考えてみよう

接し方④

伝えるときはメモや視覚も活用する

家庭でも聞き間違いや聞きもらしがよくあるときは、それを補えるように工夫します。コミュニケーションがとりやすい環境をつくりましょう。

わかりやすく伝えよう

聞きとりやすいように、話しかけましょう。また、具体的に言われないと、わからないことがあります。

具体的に簡潔な言葉で

一度にたくさんのことを伝えると、聞きとれず混乱する。してほしいことは、一つずつわかりやすい言葉で伝えよう

あいまいな表現をしない

「机を片づけてね」ではなく、「机の上のマンガを本棚に戻してね」というように明確に伝える

近くから声がけする

離れたところからでは、声が聞きとりにくく、間違える原因に。できるだけ近くで、顔を合わせて伝える。大事なことなら、リマインダーやホワイトボードなどに書いておくことも必要

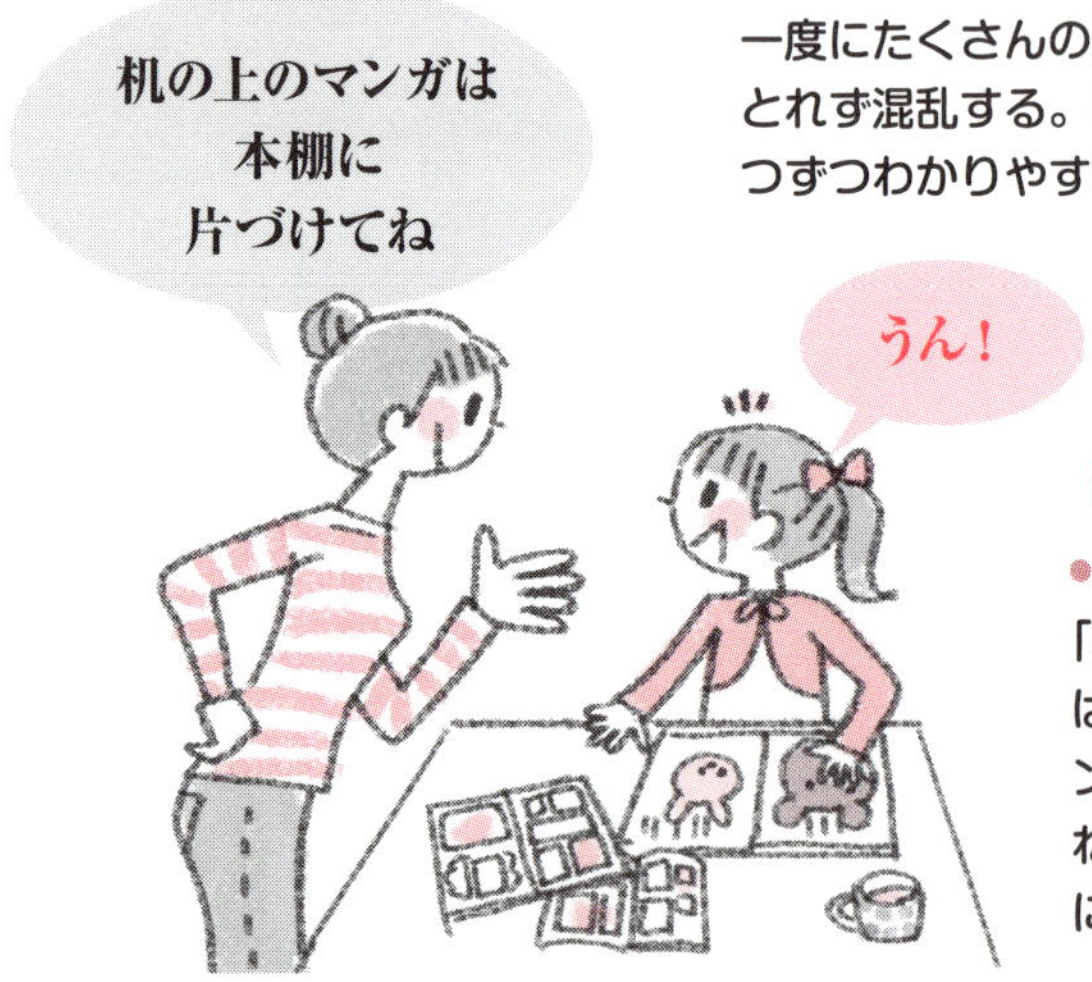

視覚から情報をプラスするとわかりやすい

学校では、聞き間違いや聞きもらしへの配慮をしていても、家庭では口頭だけで伝えているケースもあるのではないでしょうか。

しかし、子どもにうまく伝わらず、コミュニケーションがとれていないと、無用にもめたり、叱ったりする原因になります。特に、「聞く」の苦手がある子は言葉を理解する力の弱さもあって、たくさんのことを言われるとわからなくなってしまうことがあります。

家庭内でもなにか用事を頼んだり、大事なことを伝えたりするときは、視覚の情報をプラスするなど、子どもが自分で確認しながらできるようにしましょう。

チェックリストを活用しよう

子どもが自分でチェックしながらできるようにしましょう。目で見て確認する習慣をつけると、自分で気をつけるようになります。

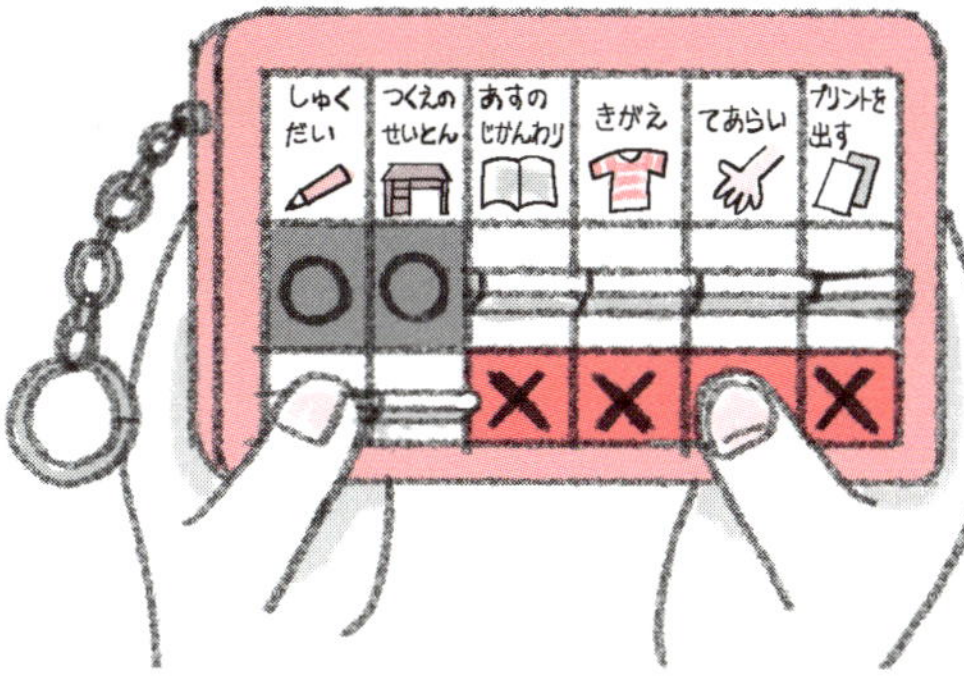

市販のリマインダーを使うと、子どもが自分で管理する習慣をつけられる

やることチェックリストをつくる習慣づけを

家庭内にホワイトボードなどを設置して、やることリストを書き込むようにする。用事を片づけたらチェックをつけたり、線で消したりするクセをつけさせる

親が途中でチェックしよう

途中で別のことに気をとられて忘れてしまうこともある。ちゃんと進んでいるか、親が経過を確認することも大切

するべきことをいつするか親子で決めよう

低学年のうちは学校の宿題など、必ずやるべきものは、いつするのか子どもと一緒に時間を決める。年齢が上がってきたら、子ども自身が決め、実行できるように親がサポートしよう

子どもが自発的にできるようになる手助けをしていこう

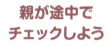

実践しているときはほめることを忘れずに

完璧にできていなくても、がんばっているのは素晴らしいこと

本人にできているか再度確認する

「やりたくない」とか「できない」というときは、理由を聞いて一緒に対処法を考えよう

接し方⑤

子どもが心に余裕をもてる場所にする

学校でできないことがあるせいで落ち込んだり、自己肯定感が下がったり……。がんばりすぎて疲れているときに、よりどころとなるのが家庭です。

学校や外ではがんばって疲れてしまう

本人は自覚していなくても、学校では緊張して無理をしていることもあります。家に帰ってきて、ぐったり疲れている様子が見られたら、外でがんばりすぎているのかもしれません。

家でゆったりと過ごすことが許されない状況だと、休まる場がなくて、心身が疲れきってしまうこともあります。

自分のペースで勉強できるようになったり、工夫したりできるようになるのは時間がかかるものです。家で過ごすときは、子どもが心からリラックスできるようにしてあげましょう。心に余裕ができると、やる気もでやすいです。

生活リズムを整え、しっかり休息を

学校生活のなかで子どもはさまざまなことをがんばっています。家庭では生活リズムを整え、心身ともに休息できる習慣をつくりましょう。

学校から帰ってからのルーティンを決めておく

例えば、翌日の提出物や持参するものの確認、宿題、夕食、入浴、明日の準備など、必要に応じてリマインダーでチェックしながらやらせてみよう

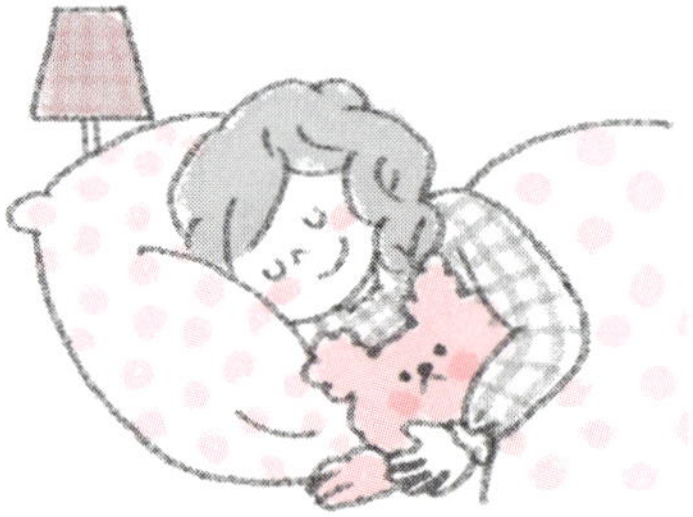

起床と就寝は決まった時間に

生活リズムを整えることが第一。寝坊して朝からあわてることがないように、夜は決まった時間に寝るようにさせる

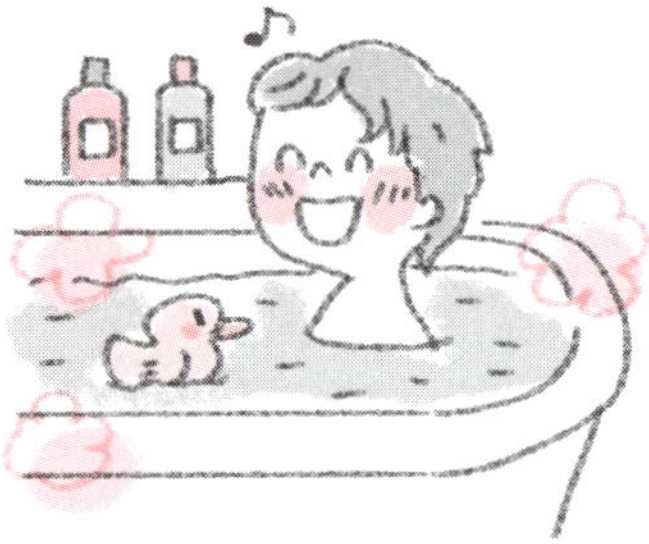

ホッとリラックスできる時間を

入浴やテレビ、ゲームなど好きなことをしてリラックスできる時間も必要

ごほうびも大切

「ごほうびありき」にならない程度に、生活のなかにごほうびを用意しましょう。

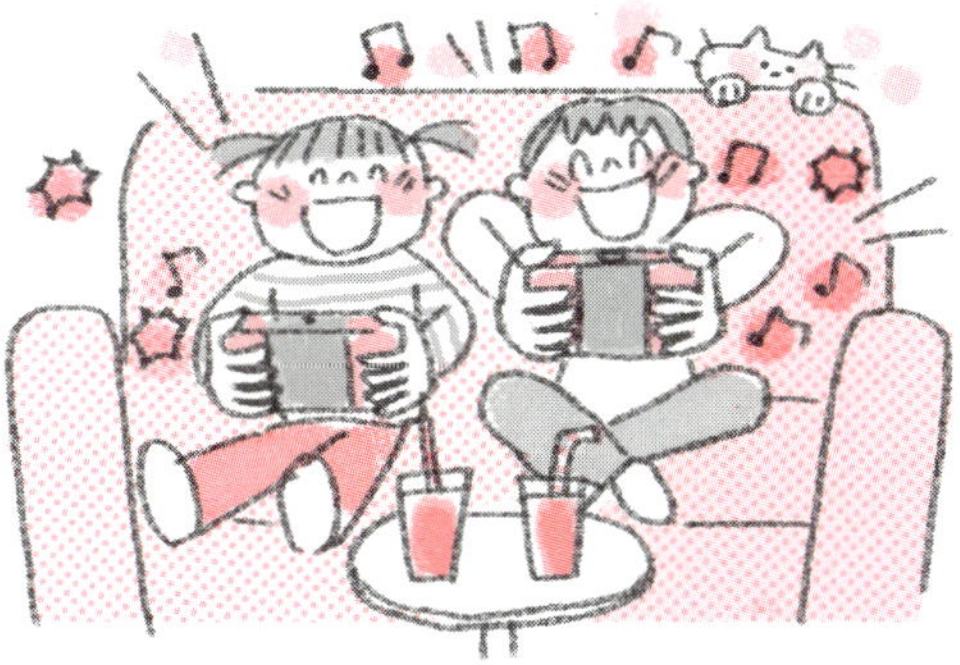

「○○ができたら」ではなく、例えば、「土曜日は思う存分好きなことをしていい日にする」など、日常生活のなかにほどよくごほうびがあるとよい。リフレッシュは心を軽くし、「またがんばろう」と思えるための力になる

祖父母やほかの家族へどう伝えたらいいの？

祖父母や親しく付き合っている親戚などに、子どもがLDであることを「どう伝えればよいのか」、もしくは「そもそも伝えたほうがよいのか」迷う人もいます。

基本的には、隠したりごまかしたりしないで、正直に伝えることが大切です。しかし、思うような反応が得られないこともあります。

例えば、ときには相手が発達障害に関する知識があまりないために、「甘やかしたせいだ」「育て方が悪い」などと言ってくることがあります。また、説明しようにも聞く耳をもたない人もいます。

場合によっては、医師やそのほかの専門家といった第三者も交えたほうが、話をしやすくなります。LDについての書籍をすすめてみるのも一つの方法です。相手の性格も考えてアプローチ方法を変えていきましょう。ただし、理解してもらおうと無理をする必要はありません。

ほかのきょうだいと向き合う時間をつくる

LDのある子は宿題や勉強を見るにしても、翌日の準備をするにしても、そうでない子と比べると時間がかかりがちです。

そのため、親はLDのある子に気をとられやすくなります。それが続くうちに、ほかのきょうだいに不満や不公平感が芽生えてしまうことがあります。

特にきょうだい関係でありがちなのは、一緒に過ごす時間の問題です。気づかぬうちにLDのある子に比べて一緒に過ごす時間が減っていて、きょうだいが「かまってもらえない」という気持ちになっていることがあります。

ときには、ほかのきょうだいと向き合う時間をつくって、話をしたり、気持ちを聞いてあげたりすることが大切です。

きょうだい支援をおこなっているNPO法人や民間団体もあるので、相談するのもよいでしょう。

COLUMN

子どもの将来を一緒に考えるときは？

中学校選びで迷うなら早めに相談しよう

中学校でも合理的配慮（→P62）などがおこなわれています。ただ、どれくらい熱心におこなっているかは、学校によってばらつきがあるのが実情です。

学校選びで心配なことがあれば、小学校の担任の先生や特別支援教育コーディネーターに早めに相談しましょう。インターネットで候補の中学校について調べたり、親子で見学や相談会に出席してみたりするのも一つの手段です。

子ども主体で将来について考える

親はつまずきやすい石を取り払い、困ることがないような道を用意したくなるものです。しかし、子どもは自分自身の人生を歩んでいます。理想と現実を加味しながら、できるだけ子どもの希望を優先することが大切です。そうしていくなかで、つまずいたときには、支えながら一緒に乗り越える場面もあるでしょう。

高校や大学の受験では、本人がみずから権利を主張し、配慮を求める「セルフアドボカシー」が必要となります。一朝一夕にできることではありませんが、子どもがこうした考え方を身につけていけるように支えていきましょう。小学校で受ける配慮に慣れてきたら、子ども自身が「こうしたらもっとよくなるかも」といった自分が必要とする配慮について考えることを促してみてください。

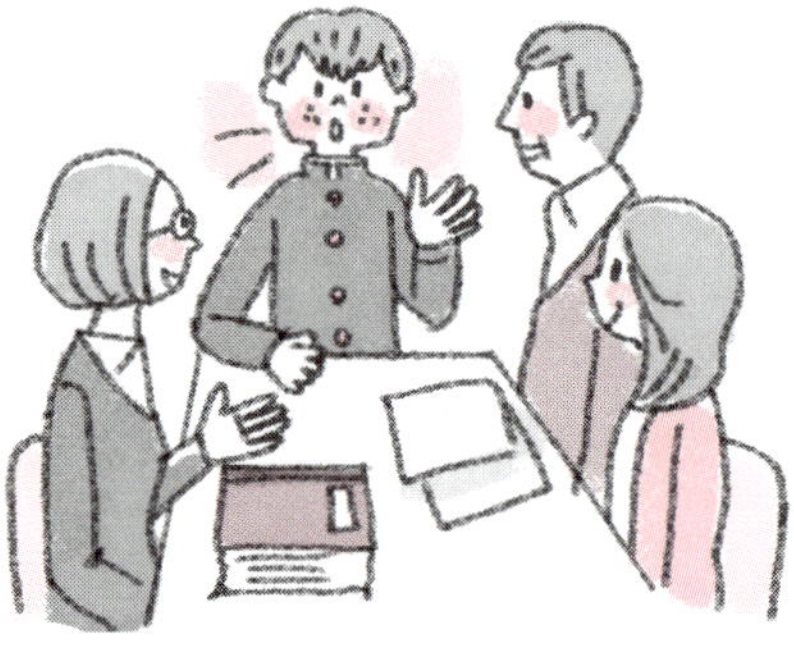

受験のとき、本人が必要な配慮を自分自身でしっかり伝えられるようになることを目指そう

健康ライブラリー　イラスト版

学《がく》習《しゅう》障《しょう》害《がい》(LD《エルディー》)がわかる本《ほん》

気《き》づいて、支《ささ》えるために

2024年11月12日　第1刷発行

監　修	高橋知音(たかはし・ともね)
発行者	篠木和久
発行所	株式会社講談社 東京都文京区音羽二丁目12-21 郵便番号　112-8001 電話番号　編集　03-5395-3560 販売　03-5395-4415 業務　03-5395-3615
印刷所	TOPPAN株式会社
製本所	株式会社若林製本工場

N.D.C. 493　98p　21cm

ISBN978-4-06-537609-6

■監修者プロフィール

高橋知音（たかはし・ともね）

信州大学学術研究院（教育学系）教授、日本LD学会副理事長、特別支援教育士スーパーバイザー、臨床心理士、公認心理師。筑波大学大学院教育研究科、University of Georgia, Graduate School of Education修了(Ph.D.)。1996年に信州大学講師に着任。同大学助教授、准教授を経て2010年より現職。専門は教育心理学、臨床心理学。学習障害や、発達障害のある学生への合理的配慮の研究をおこなう。編著書に『発達障害のある人の大学進学　どう選ぶか どう支えるか』（金子書房）、共著書に『発達障害の大学生のためのキャンパスライフQ&A』（弘文堂）、『読み書き困難の支援につなげる 大学生の読字・書字アセスメント 読字・書字課題RaWFと読み書き支援ニーズ尺度RaWSN』（金子書房）などがある。

■参考文献

一般社団法人日本LD学会監修／小貫悟・村山光子・小笠原哲史編著『LDの「定義」を再考する』（金子書房）

小池敏英・奥住秀之監修『これでわかる学習障がい』（成美堂出版）

小池敏英監修『LDの子の読み書き支援がわかる本』（講談社）

河野俊寛・平林ルミ著『読み書き障害（ディスレクシア）のある人へのサポート入門』（読書工房）

熊谷恵子・山本ゆう著『通常学級で役立つ 算数障害の理解と指導法』（Gakken）

竹田契一監修『LD（学習障害）のある子を理解して育てる本』（Gakken）

野邑健二・永田雅子・松本真理子監修／福元理英編著『小学生　学習が気になる子どもを支える』（明石書店）

宮尾益知監修『親子で理解するLDの本 LD（学習障害）の子どもが困っていること』（河出書房新社）

宮本信也監修『LD 学習症（学習障害）の本』（主婦の友社）

宮本信也編『学習障害のある子どもを支援する』（日本評論社）

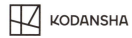

●編集協力　重信真奈美　オフィス201
●カバーデザイン　東海林かつこ（next door design）
●カバーイラスト　長谷川貴子
●本文デザイン　小山良之
●本文イラスト　植木美江

講談社　健康ライブラリー　イラスト版

LDの子の読み書き支援がわかる本

尚絅学院大学総合人間科学系教授
小池敏英　監修

ひらがな・カタカナ・漢字・文章……苦手はなに？
子どもにあった、学び方を見直すヒントが満載！

ISBN978-4-06-259807-1

アタッチメントがわかる本
「愛着」が心の力を育む

東京大学大学院教育学研究科教授
遠藤利彦　監修

「不安なときに守ってもらえる」という確信が心の力に。
アタッチメントの形成から生涯にわたる影響まで解説！

ISBN978-4-06-528919-8

子どものトラウマがよくわかる本

こころとからだ・光の花クリニック院長
白川美也子　監修

虐待、性被害、いじめ……過酷な体験が心に傷を残す。
子どものトラウマの特徴から支援法まで徹底解説！

ISBN978-4-06-520432-0

自閉症スペクトラムがよくわかる本

信州大学医学部子どものこころの発達医学教室教授
本田秀夫　監修

原因・特徴から受診の仕方、育児のコツまで、
基礎知識と対応法が手にとるようにわかる！

ISBN978-4-06-259793-7

講談社　健康ライブラリー　スペシャル

DCD　発達性協調運動障害
不器用すぎる子どもを支えるヒント

青山学院大学教授・小児精神科医
古荘純一　著

なわとびがとべない、逆上がりができない……
幼児期の「極端なぎこちなさ」に気づいてほしい。

ISBN978-4-06-531685-6

発達障害グレーゾーンの子の育て方がわかる本

横須賀市療育相談センター所長
広瀬宏之　監修

困りごとに向き合う
育て方のヒントが満載！

ISBN978-4-06-533442-3

発達障害の子どもの実行機能を伸ばす本
自立に向けて今できること

NPO法人えじそんくらぶ代表
高山恵子　監修

子どもの自立を考えるなら、まず実行機能を
理解し伸ばそう。サポートのコツは「相性」。

ISBN978-4-06-523128-9

ADHDの子の育て方のコツがわかる本

本田秀夫、日戸由刈　監修

子ども本来の積極性や明るいキャラクターをのびのびと
育てるコツは「こまかいことを気にしない」こと！

ISBN978-4-06-259862-0